AF563371

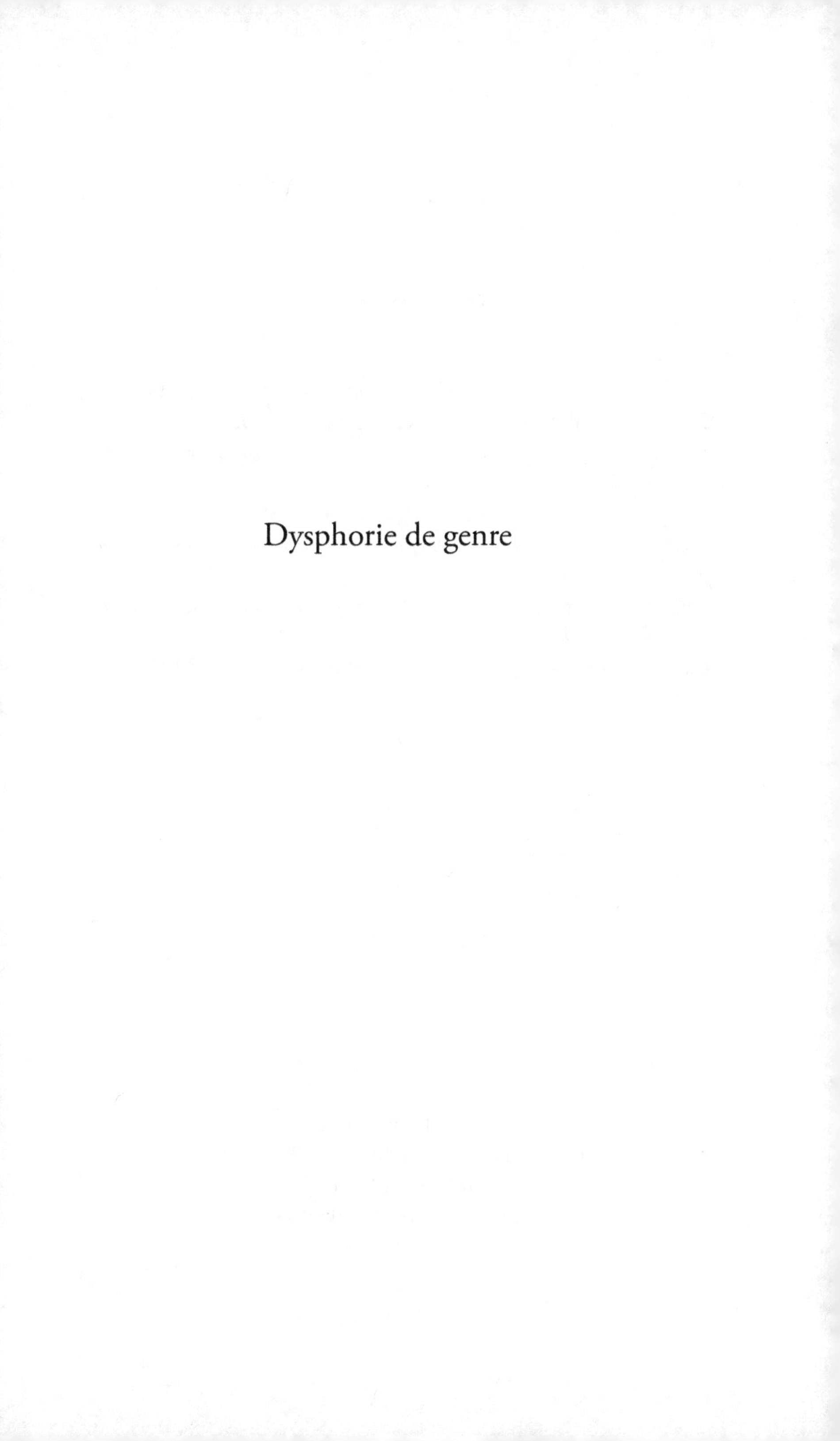

Dysphorie de genre

Des mêmes auteurs

Hystérie vaccinale. Gardasil et cancer: un paradoxe, Fauves, 2018; nouvelle édition revue et augmentée, 2023.
Les enfants sacrifiés du Covid. Isolement, masques et vaccins, Fauves, 2022.
Autopsie d'un confinement aveugle, Fauves, 2020.
Médicaments anti-cancer peu efficaces, souvent toxiques et hors de prix, Michalon, 2017.
Soigner et obéir. Premières mesures urgentes pour éviter le naufrage, Fauves, 2016.
Cancer. Les bonnes questions à poser à votre médecin, Michalon, 2016.

9, rue de l'École-Polytechnique – 75005 Paris
www.fauves-editions.fr
ISBN : 979-10-302-0500-8

Nicole et Gérard Delépine

Dysphorie de genre

Hormones, chirurgies, transformations…
Risques et dérives de la transition de genre
chez les enfants et les adolescents

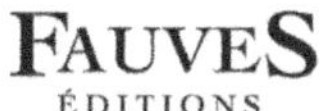

Introduction
Non, le sexe n'est pas un parc d'attractions space-sex ![1] [2]

Pourquoi ce livre sur la théorie du genre, maintenant, alors que sa diffusion en France date de plusieurs décennies et particulièrement depuis les années 2014 dans l'Éducation nationale ?
Il est grand temps d'informer les familles, les enseignants du danger qui guette les enfants par les informations qui leur sont livrées à l'école (entre autres) à un âge où ils sont incapables à tous égards (intellectuellement, affectivement, psychologiquement) d'en peser les effets et d'être en capacité de choisir leur orientation.
Les protéger nous paraît un impératif catégorique car, tant comme médecins d'enfants, comme pédiatre ou chirurgien, nous avons connu la fragilité des petits, l'importance de choisir les bons mots (pour l'annonce

1. https://actionetdemocratie.com/education-a-la-sexualite/
2. On peut lire sur le site agréé par Santé publique France : « *Le sexe, c'est comme un parc d'attractions (masturbatrain, space-sex).* »

d'un diagnostic ou d'un traitement, par exemple) pour les informer sans les blesser et perdre leur confiance. Tout un art qu'on tente de développer au fil des décennies avec plus ou moins d'efficacité, de succès et d'échecs… Ne serait-ce que dire « *ça va aller, ça va passer* » ou bien « *il y a des choses plus graves* » peut révolter le petit malade qui craint que l'on n'ait pas entendu sa souffrance.

Alors, ces conseils et affirmations froides sur la sexualité sur un site administratif à destination des enfants font trembler les parents, grands-parents et médecins que nous sommes. On accuse (à juste raison) les influenceurs des réseaux sociaux de perturber nos jeunes, mais quand le ministère et autres services de l'État, ou adoubés par lui, s'y adonnent aussi, il faut alerter.
Des sites destinés aux mineurs sous la tutelle de l'État nous inquiètent et nous amènent à rédiger cet ouvrage, qui pourrait remplir de gros volumes tant la propagande est forte, et les réactions à cette intrusion dans la vie également. Nous nous contenterons de développer quelques points fondamentaux, essentiellement des faits médicaux systématiquement sourcés, afin de donner à chacun la possibilité de se renseigner directement.

Ainsi, à l'heure où des personnes transgenres nées hommes souhaitent intégrer les épreuves féminines des Jeux olympiques 2024, le sujet arrive sur les médias et la ministre des Sports interrogée sur sa décision reste floue et renvoie la responsabilité de la décision aux fédérations. Rappelons que la théorie du genre est un concept politique, idéologique et non médical contrairement au sexe qui est une réalité biologique.

« *Le sexe n'est pas une opinion, c'est une donnée anthropologique* »[3]

Phénomène marginal par le nombre de personnes concernées réellement en France (quelques milliers), son entrisme dans tous les domaines d'influence, politique, culturel, éducatif, transforme un ressenti, un choix individuel respectable en un combat idéologique déstabilisateur de l'enseignement et de la culture que l'on ne peut plus ignorer.

On peut changer de genre, pas de sexe, affirme, comme beaucoup d'autres, le professeur émérite de génétique médicale Claudine Junien. On imagine les conséquences pratiques dans la vie de chacun de cette affirmation.

Le ressenti n'est pas une donnée anthropologique contrairement à la taille, au poids du cœur, au volume des poumons et à la masse musculaire des individus possédant les chromosomes XY qui reste très supérieure à ceux nés XX, faussant ainsi les résultats des épreuves sportives, particulièrement de très haut niveau, lorsque les déclarées femmes transgenres (nées hommes donc XY) concourent avec des femmes de naissance.

Soixante ans de combats féministes et de conquête de droits sont menacés par ce véritable cheval de Troie des hommes se prétendant femmes dans les épreuves sportives, à l'école, et dans les lieux jadis réservés aux femmes de naissance (dortoirs, vestiaires, toilettes). Sin-

3. JO 2024 : « Les athlètes femmes seront-elles remplacées par des hommes ? » – IREF Europe FR.

gulièrement, les Jeux olympiques. Inutile de dire qu'aucun trans devenu homme mais ayant gardé ses capacités physiques liées à ses chromosomes XX ne tente de concourir avec les garçons, n'ayant évidemment aucune chance de les battre comme nous le développerons plus loin.

Les féministes d'origine commencent à s'arracher les cheveux devant la destruction de leur combat de plusieurs décennies[4].

La liberté de chacun d'être homosexuel, transgenre, bisexuel ou toute autre variation du concept, ne posait aucun problème jusqu'à ce qu'une minorité d'entre eux ait voulu imposer son modèle, et prendre le pouvoir à tous niveaux de la société. Cette minorité sectaire, rejetée par les autres qui souhaiteraient vivre leur vie tranquillement, a décidé d'imposer le transgenrisme comme la « *nouvelle normalité* ». Et c'est là ce que nous ne pouvons pas accepter.

Il est temps d'ouvrir les yeux ensemble sur ce qui n'est plus un phénomène marginal, mais bien une dérive systémique mettant en jeu la santé mentale de nos enfants et des générations à venir.

Nous tenterons donc d'exposer ici le plus factuellement

---

4. *« Mme Élisabeth Borne, féministes, nous nous inquiétons de ce que devient le Planning familial. » (marianne.net). « En tant que féministes, nous nous battons pour l'abolition des stéréotypes de genre, pas pour qu'ils soient renforcés comme le prône le transactivisme. Nous considérons que ce qui nous relie toutes, c'est notre sexe, pas un goût prononcé pour la couture, le rose et les poupées Barbie. Nous considérons que les hommes devraient avoir le droit de pleurer en public, de porter des jupes et de faire de la gymnastique sans être insultés de "fillettes" ou de "pédales". Nous pensons qu'il faut changer les mentalités plutôt que de changer les corps. Si l'on abolit ces stéréotypes, les transitions auront beaucoup moins lieu d'être. »*

possible ce qu'est la théorie du genre et ses conséquences pratiques pour les jeunes, en particulier.

Ce petit livre a pour but de donner quelques armes, quelques réponses aux familles désemparées qui découvrent brutalement que leur petite fille de 12 ans veut prendre des hormones mâles (disponibles sur Internet) et se bander les seins, voire se les faire enlever par des chirurgiens complices peu scrupuleux et souvent intéressés financièrement, compromettant à jamais sa capacité d'allaiter son enfant, si elle décidait des années plus tard de redevenir « elle-même ».

1.
Bref survol historique de la « théorie du genre »

Il est désormais de notoriété médiatique que considérer qu'un homme est un homme et une femme est une femme, serait conservateur, has been « *ringard, dépassé, réactionnaire* ». Puisque comme l'a expliqué Agnès Buzyn, ministre de la Santé, sur la chaîne LCP le 24 septembre 2019, « *une grand-mère peut être un père…* ».

D'où vient « la théorie du genre » ?

On a commencé à parler vraiment de problème de genre au début du XXe siècle lors des progrès de la médecine[5]. La littérature retrouve des personnes se sentant d'un sexe différent de son sexe de naissance, de tout temps. Mais c'était un débat occulté, des anomalies acceptées dans les villages. La naissance de l'endocrinologie a conduit à croire que la biologie pourrait régler le problème et trou-

5. Dysphorie de GENRE – Le mirage de la TRANSITION (odysee.com).

ver une clientèle, associée à la croissance de Big Pharma. Puis vinrent des tentatives d'explication psychanalytique. Au Canada, les médecins ont commencé à prendre en charge ces enfants en tentant d'appliquer une psychothérapie, en pensant que derrière le malaise se cachait autre chose. De fait, au cours de leur adolescence, ces enfants ne persévéraient dans leur changement de genre que dans moins de 15 % des cas. Généralement, en parvenant à l'âge adulte, ces enfants allaient mieux, s'assumant et s'affirmant le plus souvent homosexuels.

1949 – Kinsey, pionnier de la sexualisation des enfants

Les prémices de la théorie du genre semblent remonter à 1949, date à laquelle le Dr Alfred Kinsey, professeur d'entomologie et de zoologie[6], a publié ses rapports sur la sexualité aux USA, s'érigeant ainsi en « *père de la révolution sexuelle* ». Dans son livre *Sexual Behavior in the Human Male* (dont le tableau 34 est reproduit en annexe[7], il décrit, entre autres, des viols répétitifs sur des enfants et des nourrissons, suivis d'après lui, d'orgasmes, se révélant ainsi un alibi « scientifique » de la pédophilie. Le Dr Judith Reisman[8] mena jusqu'à sa mort un combat

6. Le Dr Alfred Kinsey, père de la « théorie du genre » : torture, pédophilie sur les nourrissons au nom de la science ! (lemediaen442.fr)

7. Pages 175-180.

8. Auteur de *Kinsey, Sex and Fraud: The Indoctrination of a People*, Lafayette, Huntington House, 1990.

Soft Porn Plays Hardball : Its Tragic Effects on Women, Children and the Family, Lafayette, Huntington House, 1991, "Kinsey : Crimes & Consequences : The Red Queen and the Grand Scheme", Crestwood, The Institute for Media Education, 1998, *Kinsey's Attic : The Shocking Story of How One Man's Sexual Pathology Changed the World*, Cumberland House, 2006, *Sexual Sabotage : How One Mad Scientist Unleashed a Plague of Corruption and Contagion on America*, Washington, WND Books, 2010.

acharné pour dénoncer les sélections orientées des participants de l'étude et les fausses démonstrations d'Alfred Kinsey qui, pour elle, ne s'est pas comporté en scientifique neutre, mais comme le militant d'une sexualité du plaisir sans limite. Elle dément ses affirmations, pour tenter de sauver les enfants des adultes pervers qui utilisent les écrits d'Alfred Kinsey pour tenter de les sexualiser depuis la naissance. Elle a montré qu'Alfred Kinsey s'était en partie basé sur les témoignages d'un ancien officier nazi devenu gardien de cimetière, Fritz von Balluseck, qui avait violé des centaines d'enfants. Comment ces bébés avaient-ils pu avoir des orgasmes et comment cela a-t-il pu être observé ? Un enfant de 4 ans aurait eu 26 orgasmes en 24 heures !

Marion Sigaut, dans son documentaire *Alfred Kinsey : pédophilie et révolution sexuelle*, montre également que les rapports étaient truqués et qu'ils ont été rédigés par des pédophiles, notamment en ce qui concerne Alfred Kinsey lui-même[9]. Le plus ahurissant est qu'en 2019, Kinsey fut mis à l'honneur par l'Université de l'Indiana qui lui a fait une statue pour les 75 ans de l'institut qui porte son nom. À cette occasion, Pamela Whitten, présidente de l'institut, a déclaré : « *Dans tout le pays et dans le monde entier, l'institut Kinsey est une source d'information fiable sur les questions essentielles de la sexualité humaine, des relations, du genre et de la reproduction* ».

La même année, en juin 2019, Alfred Kinsey fut l'un des cinquante premiers « pionniers et héros » américains intronisés sur le mur d'honneur national LGBTQ+ au

9. *Kinsey : Pédophilie et Révolution sexuelle*, reportage américain sur la pédophilie.

sein du Stonewall National Monument (SNM) de New York, monument national américain dédié aux droits et à l'histoire LGBTQ+[10], montrant bien le rapport étroit entre éducation sexuelle des enfants, pédophilie et lobby LGBTQ+[11].

1955 – John Money définit le genre

Sexologue et psychologue néo-zélandais, spécialiste de l'hermaphrodisme à l'Université américaine Johns Hopkins, John Money, après avoir étudié des cas d'enfants nés intersexués[12], a défini en 1955 le genre comme la conduite sexuelle qu'on choisit d'adopter, en dehors de notre sexe de naissance.

Expérience médicale catastrophique sur des jumeaux[13]

Au sein de l'université, en 1966, il fondit la Hopkins's Gender Identity Clinic, la première du genre aux États-Unis et lança un vaste programme de recherche sur le traitement psycho-hormonal des paraphilies et la « réaffectation sexuelle ».

Sa première expérimentation de la théorie du genre aboutit à une catastrophe sur un couple de jumeaux nés

10. Donde Vamos : « Un honneur à Alfred Kinsey, ce pédocriminel qui a utilisé les viols d'enfants pour tenter de donner une base à sa théorie de la sexualité des enfants ».

11. https://news.iu.edu/stories/2022/09/iub/releases/09-alfred-kinsey-sculpture.html

12. « Intersexualité ou hermaphrodisme : individu qui présente à la naissance des attributs masculins et féminins, d'origine génétique (anomalie chromosomique) ou tumorale (tumeur des surrénales ou des glandes sexuelles) » Cuenot et Rostand, *Introduction à la génétique* (1936).

13. https://www.lefigaro.fr/actualite-france/2014/01/31/01016-20140131ARTFIG00151-theorie-du-genre-comment-la-premiere-experimentation-a-mal-tourne.php

garçons. Les parents des jumeaux, âgés de 8 mois, souhaitaient les faire circoncire, mais l'un d'eux, Bruce, eut son pénis brûlé à la suite d'une cautérisation électrique. John Money sauta sur l'occasion espérant démontrer que le sexe biologique ne serait qu'un leurre, et proposa aux parents désespérés d'élever Bruce comme une fille, sans jamais lui révéler son sexe de naissance. Les parents cédèrent.

Bruce-Brenda reçut des hormones, subit l'ablation des testicules et fut élevé en fille avec robes et poupées. Tout se passa, semble-t-il, assez bien pendant l'enfance, si bien que son initiateur crut à une réussite et publia de nombreux articles à la gloire de sa « découverte » et même un livre en 1972[14] dans lequel il affirma que ce serait l'éducation, et non le sexe de naissance, qui détermine si l'on est homme ou femme.

Mais le réel revint dramatiquement au galop. À l'adolescence, la voix de « Brenda » devint grave, et elle fut attirée par les filles. Les parents lui avouèrent alors la mystification. Elle eut le courage et la force de caractère pour renoncer à ses hormones femelles et reçut de la testostérone, hormone mâle. « *Dès lors, Brenda redevint un homme, David, auquel on recréa chirurgicalement un pénis et retira les seins. Ce dernier se mariera même à une femme, à l'âge de 24 ans. Mais cette expérience identitaire hors norme a laissé des dégâts irréparables chez les jumeaux. Brian se suicida en 2002 et David en mai 2004.* »

---

14. Man & Woman, Boy & Girl : the Differentiation and Dimorphism of Gender Identity from Conception to Maturity A Mentor Book Johns Hopkins paperback : Science.

Liens entre transgenrisme et pédophilie

L'idéologie du genre de John Money l'a conduit à considérer la pédophilie comme une conduite sexuelle normale : il pensait que la « pédophilie affective » se fondait sur l'amour et non sur le sexe et que la pédophilie affective était causée par un surplus d'amour parental qui devenait érotique, et n'était donc pas un trouble du comportement.

L'interview de John Money à *Paidika*, revue pédophile notoire, au printemps 1991[15] est claire : « *Si j'étais témoin du cas d'un garçon âgé de 10 ou 11 ans intensément et érotiquement attiré par un homme d'une vingtaine ou d'une trentaine d'années, et que la relation était totalement réciproque… alors je ne pourrais la qualifier de pathologique en aucune manière* ».

1968 – Révolution sexuelle et promotion de la pédophilie au nom de la liberté

Sur le plateau d'*Apostrophes* en avril 1982[16], Daniel Cohn-Bendit a déclaré : « *La sexualité d'un gosse, c'est absolument fantastique, faut être honnête. J'ai travaillé auparavant avec des gosses qui avaient entre 4 et 6 ans. Quand une petite fille de 5 ans commence à vous déshabiller, c'est fantastique, c'est un jeu érotico-maniaque.* »

Comme l'exprimait plus simplement Claude François qui a eu une fille avec une fan belge alors âgée de 14 ans[17],

15. Joseph Geraci and Donald Mader : "Interview : John Money" (p. 2-13) *Paidika,* Number 7, Spring 1991.

16. https://www.radiofrance.fr/franceculture/quand-des-intellectuels-francais-defendaient-la-pedophilie-2026242

17. https://www.facebook.com/watch/?v=1841016959305685

« les filles, je les aime jusqu'à 17-18 ans, après je commence à me méfier »[18].

Depuis lors, des appels de nombreuses personnalités soixante-huitards artistes, écrivains et hommes politiques militants ont fusé pour que la loi autorise la pédophilie.

Le 26 janvier 1977, Jean-Paul Sartre, Roland Barthes, Simone de Beauvoir, Gilles et Fanny Deleuze, Francis Ponge, Philippe Sollers, Jack Lang, Bernard Kouchner, Louis Aragon, Gabriel Matzneff, André Glucksmann, François Châtelet, Guy Hocquenghem et au total 69 intellectuels français, de Félix Guattari à Patrice Chéreau ou Daniel Guérin membre du Front homosexuel d'action révolutionnaire ont signé une tribune publiée *Le Monde*[19] et *Libération* pour défendre trois hommes emprisonnés pour avoir abusé sexuellement des mineurs de moins de 15 ans.

Le 23 mai 1977, 80 intellectuels français parmi lesquels Michel Foucault, Roland Barthes, Alain Robbe-Grillet, Jacques Derrida, Philippe Sollers et Françoise Dolto, signèrent une lettre ouverte à la Commission de révision du Code pénal pour lui demander de décriminaliser les rapports sexuels entre les adultes et les enfants de moins de 15 ans.

Mais les mouvements féministes et le retentissement mondial de l'affaire Dutroux[20] ont fait échouer pour un temps leurs revendications.

---

18. https://www.gala.fr/l_actu/news_de_stars/jaime-les-filles-jusqua-17-18-ans-la-petite-phrase-de-claude-francois-qui-devoile-lautre-facette-du-chanteur_412292

19. https://www.lemonde.fr/archives/article/1977/01/26/a-propos-d-un-proces_2854399_1819218.html

20. Lourde affaire de pédocriminalité ayant ébranlé la Belgique.

Cependant, depuis une dizaine d'années, la sexualisation des enfants progresse avec l'insistance perverse de l'« apprentissage » des gestes sexuels à l'école[21] et l'existence de salles d'exploration de la nudité et des jeux sexuels dans les garderies en Allemagne. Les pratiques sexuelles sont obligatoirement enseignées aux petits Allemands depuis les années 2014 environ et les parents récalcitrants risquent la prison[22] s'ils refusent que leur enfant assiste à ces séances très spéciales.

Christopher Dummitt[23] théoricien du genre et ses aveux

Individu lambda, on se demande comment une telle idéologie qui nie les fondements bisexués de l'humanité depuis son apparition, a pu si bien proliférer dans la société, indépendamment des intérêts financiers, sociaux[24] qui en furent les bénéfices secondaires (souvent majeurs).

---

21. https://www.lepoint.fr/monde/allemagne-preservatifs-positions-et-plaisir-au-menu-des-cours-d-education-sexuelle-15-02-2015-1905241_24.php
22. Parents allemands en prison : témoignage de Mathias Ebert, fondateur de « Besorgte Eltern » https://www.objectiondelaconscience.org/allemagne-des-parents-en-prison-parce-que-leur-enfant-ne-souhaitait-pas assister-cours-education-sexuelle-en-primaire/
23. *Le Point*, « Un historien canadien, expert en "gender studies", avoue avoir falsifié les conclusions de ses recherches, au service de sa propre idéologie politique », (04/11/2019).
24. Si vous espérez un poste universitaire, il faut choisir les sujets à la mode, dans le vent, les objectifs des puissants du moment. En médecine, ce fut depuis les années 70-80 la génétique, la génétique, le tout-génétique. Tous les budgets allaient aux laboratoires présentant des projets de recherche sur la génétique et ses multiples dérivés. Dans les autres domaines, des miettes dans le meilleur des cas. Or, l'argent est le nerf de la guerre, pour embaucher des chercheurs, acheter le matériel, etc. En sociologie, ce fut manifestement les questions féministes, puis de genre qui remplirent les facs et les postes de professeurs, maîtres de conférences, attachés d'enseignement, etc.

Une des réponses est peut-être l'enthousiasme d'un certain nombre d'universitaires blasés par leur matière, s'ennuyant passablement et donc friands d'idées « nouvelles » permettant de reléguer toutes les anciennes générations à un passé ringard. Quelle facilité pour un adolescent de traiter son père de « has been » et de se fermer à toute discussion, après avoir regardé quelques vidéos d'influenceurs, mais aussi d'universitaires dont la parole est forte ? Les déclarations de Christopher Dummitt[25] sont à cet égard fort instructives.

> « Si on m'avait dit, voici vingt ans, que la victoire de mon camp allait être aussi décisive dans la bataille idéologique sur le sexe et le genre, j'aurais sauté de joie. [...] Je ne cessais de le répéter : "Le sexe n'existe pas." Je le savais, un point c'est tout. Parce que j'étais historien du genre. »

Dans les facs d'histoire nord-américaines des années 1990, c'était d'ailleurs le nec plus ultra. L'histoire du genre – et, plus généralement, les études de genre dans le reste du monde académique – constituait un ensemble de sous-disciplines à base identitaire alors en pleine phase ascendante dans les campus d'arts libéraux. Selon les enquêtes sur les domaines de spécialisation menées en 2007 et 2015 par l'Association des historiens améri-

---

25. Christopher Dummitt, Canadien, historien de la culture et de la politique, enseigne à l'Université Trent, au Canada. Il est l'auteur de *Unbuttoned : A History of Mackenzie King's Secret Life* et de travaux académiques de référence sur la question des *gender studies*. Selon sa théorie, le sexe n'est pas une réalité biologique, mais une construction sociale, et le genre, masculin ou féminin, une question de pouvoir affirmant la domination des hommes sur les femmes.

cains, les plus gros effectifs se comptaient dans l'histoire des femmes et du genre, suivis de près par l'histoire sociale, l'histoire culturelle et l'histoire raciale et sexuelle. Christopher Dummitt s'est étonné de la rapidité de l'évolution de la pensée universitaire, devenue pensée unique en une trentaine d'années :

> « Si vous défendez aujourd'hui la position de la plupart de mes opposants d'alors – que le genre est au moins partiellement fondé sur le sexe et qu'il n'y a fondamentalement que deux sexes (le mâle et la femelle), comme les biologistes le savent depuis l'aube de leur science –, les super-progressistes vont vous accuser de nier l'identité des personnes trans, et donc de vouloir causer un dommage ontologique à un autre être humain. À cet égard, dans son ampleur et sa rapidité, le revirement culturel est stupéfiant. »

Il avoue la falsification de ses publications au bénéfice de son idéologie.

> « Aujourd'hui, j'aimerais faire mon mea culpa [...]. J'ai également publié un article tiré de mon mémoire de maîtrise, dont la portée a sans doute été plus large que mes travaux académiques. C'est un article divertissant consacré aux liens entre les hommes et le barbecue[26] dans le Canada des années 1940 et 1950. Publié pour la première fois en 1998, il a été intégré à plusieurs reprises dans des manuels de premier cycle.
> [...] J'ai globalement tout inventé de A à Z. Je n'étais pas le seul. C'est ce que faisait (et que fait encore) tout le monde.

26. Ceci rappelle curieusement les dires récents d'écologistes français comme Sandrine Rousseau en 2023.

> C'est ainsi que fonctionne le champ des études de genre. Je ne cherche pas à me dédouaner. J'aurais dû faire preuve de plus de discernement [...]
> Mes recherches ne prouvaient rien, dans un sens comme dans l'autre. Je partais du principe que le genre était une construction sociale et je brodais toute mon "argumentation" sur cette base. »

Il souligne que le pire est que personne, et singulièrement ses pairs qui auraient dû relire ses articles de façon critique, ne lui a demandé d'expliciter ses résultats, mais au contraire lui fut demandé « *de renforcer davantage le paradigme, ou de me battre pour d'autres identités ou contre d'autres formes d'oppression* »[27].
Bref, personne n'a souhaité qu'il justifie ses dires, ni n'a critiqué « l'extrapolation de ses résultats » à des fins idéologiques. Bien au contraire, la seule chose demandée était d'utiliser sa position dominante universitaire, pour élargir encore cette théorie délirante.
Il est bien triste de constater que ce mea culpa particulièrement courageux et instructif, paru en 2019 en Australie (journal *Quillette*[28]), et cité en France (site Atlantico[29] et

27. La validation par les pairs n'y est peu ou prou que « le dépistage idéologique d'un entre-soi », dérive constatée dans tous les domaines de la science depuis une vingtaine d'années avec les conséquences gravissimes que l'on connait, dont singulièrement la mise sur le marché de substances expérimentales à ARNm dangereuses.
28. https://quillette.com/2019/09/17/i-basically-just-made-it-up-confessions-of-a-social-constructionist/
29. https://atlantico.fr/article/pepite/christopher-dummitt-un-historien-canadien-fait-son-mea-culpa-sur-la-question-des-gender-studies-et-sur-ses-travaux

Le Point[30]), et au Canada (sur nouveau-monde.ca) a été totalement ignoré par les médias occidentaux. La propagande du genre a continué, comme si de rien n'était, l'avis d'un spécialiste universitaire n'ayant d'intérêt que s'il va dans le sens des lobbies.

> « Mon raisonnement bancal et d'autres travaux universitaires exploitant une même pensée défectueuse sont aujourd'hui repris par des militants et des gouvernements pour imposer un nouveau code de conduite moral. […]. »

Alors en 2023, qu'appelle-t-on dysphorie de genre[31] ? Selon Pauline Quillon, « dysphorie » signifie angoisse, mal-être, ou plus simplement malaise. La « dysphorie de genre » désigne un état psychologique de malaise, voire de mal-être par rapport au sexe reçu à la naissance. Pourquoi alors employer le mot « genre » plutôt que « sexe » ? Le mot genre permettrait de prendre une *distance* par rapport à la réalité matérielle, et d'introduire l'idée qu'entre le sexe physiologique et le sexe *ressenti*, il pourrait y avoir conflit ; c'est ainsi qu'il arrive qu'une petite fille se sente plus « garçon » que fille.

> « Cette péripétie psychologique a toujours existé. Ce qui est nouveau, c'est que ce malaise s'est converti en dogmes niant la réalité intangible et objective du sexe et établissant sa pseudo-fluidité d'un bord à l'autre ».

---

30. https://www.lepoint.fr/debats/theorie-du-genre-confessions-d-un-homme-dangereux-03-11-2019-2344979_2.php
31. Pauline Quillon, *Enquête sur la dysphorie de genre. Bien comprendre pour aider vraiment les enfants*, Mame, mars 2022.

Quand l'ingénierie sociale transforme le monde occidental en asile psychiatrique à ciel ouvert

Le livre de Pauline Quillon montre comment des « philosophes », telle Judith Butler, ont utilisé cette problématique éternelle à des fins idéologiques, politiques, la manipulation ayant permis de jeter le trouble chez des parents de bonne volonté, mais non armés pour résister à l'ingénierie sociale qui s'est mise en marche, transformant des sociétés plus ou moins équilibrées en asile psychiatrique à ciel ouvert.

Les professions médicales ont été elles-mêmes pour un certain nombre acquises à ces concepts novateurs leur permettant de rêver innovation, de leur changer leurs idées moroses du quotidien… et aussi pour certains d'ouvrir des marchés très lucratifs, d'obtenir comme les sociologues des chaires et des services créés à cet usage particulier.

> « L'enfant est alors livré à un processus terrible, où pharmacologie et chirurgie sont associées, lourdes d'effets indésirables, et créant physiologiquement et psychologiquement l'irréversible, sans jamais pour autant parvenir au changement de sexe désiré. Au sortir de ces manipulations, le jeune homme ou la jeune fille est devenu un être nouveau, à part, une personne "trans". »

Mais que deviennent ces nouveaux « Humains » transformés, ébauche d'homme augmenté, rêve de certains transhumanistes? Ils se réfugient dans les groupes LGBTQ+ (et autres terminaisons) qui exercent sur les plans philosophique, sociologique, et donc politique une influence de plus en plus marquante dans la plupart des pays occidentaux, transformant la démocratie majoritaire en une véritable tyrannie des minorités. Mais l'individu reste seul, isolé, malheureux, dépressif et bientôt suicidaire.

La propagande pour la théorie du genre

La théorie du genre a imprégné en une trentaine d'années le contenu des séries, des films particulièrement sur Netflix ou Disney, dans lesquels doivent nécessairement figurer les symboles des minorités: un handicapé, un individu d'origine africaine, un couple d'homosexuels féminins et/ou masculins, si possible un transgenre, en tentant de n'oublier aucune minorité (sauf l'Asiatique, le plus souvent ignoré).

Les discours politiques doivent faire preuve de bienveillance envers ces minorités agissantes pour être considérés comme bien-pensants, appartenir au camp du bien et donc être présentables dans les médias. Les émissions des chaînes publiques, qui se prétendent neutres comme France Info, France Culture, France Inter et autres, éliminent soigneusement les interlocuteurs non politiquement corrects, appauvrissant ainsi leur contenu et limitant tout débat démocratique. Les réfractaires à cette idéologie du ressenti, comme Georgia Meloni (et même Elisabeth Badinter, épouse du ministre à l'origine de la suppression de la peine de mort en France par le président Mitterrand) sont taxés de réactionnaires, puis d'homophobes, d'extrême-droite, de fascistes ou post-fascistes ou pourquoi pas d'antisémites.

La propagande d'identité trans cible spécifiquement les jeunes

« *Es-tu un enfant qui souffre de dysphorie de genre et qui a besoin de produits chimiques bloquant la puberté ?* » Selon la clinique d'identité sexuelle Tavistock de Londres, la plupart des enfants en auraient besoin. Cet établissement a fonctionné en toute impunité pendant quarante ans jusqu'à sa fermeture par le NHS[32] après des enquêtes montrant que Tavistock diagnostiquait et traitait des dysphories de genre chez les enfants, même s'ils n'en souffraient pas.

Le concept de transsexualité étant largement promu par les médias d'entreprise, les parents gauchistes, les enseignants des écoles publiques et de nombreux gouvernements occidentaux, il n'est pas étonnant que tant d'enfants commencent à ressentir le besoin de rejoindre la tendance à la mode et de signaler leur appartenance au camp du bien. En général, la plupart des enfants veulent rendre les adultes qui les entourent heureux et la pression pour se conformer aux modes en matière d'identité sexuelle est immense. Tavistock, la seule clinique de changement de genre et de sexe en Grande-Bretagne, est passée d'environ 130 enfants patients par an en 2010 à près de 2 400 en 2021.

Les divergences avec le féminisme d'autrefois

Le féminisme des années 80 déclinant, les néo-féministes ont utilisé des dérivés de la théorie du genre pour alimenter leur discours à une époque où l'obtention de

32. National Health Service, équivalent britannique de notre ministère de la Santé.

la contraception, du large droit à l'avortement[33], et de l'élargissement de la place des femmes en politique et dans l'entreprise stérilisaient une partie de leurs revendications. Mais cette instrumentalisation des mouvements féministes par les transgenres a entraîné l'éclatement de leur mouvement, une grande partie des féministes historiques s'apercevant que les revendications des femmes trans nuisent à la reconnaissance de la féminité, les spolient de titres sportifs qu'elles méritent (inclusivité des femmes trans en sport féminin de haut niveau) et menacent leur sécurité (dans les prisons, les vestiaires, les dortoirs, les toilettes).

Même le Planning familial contribue à effacer les femmes par le langage

Dans le lexique du Planning familial, on peut lire que *« le sexe est un construit social »*, que *« le sexe est un spectre »*, qu'un homme gay *« peut avoir une vulve »*, qu'un couple de lesbiennes peut être composé d'une femme et d'une femme trans (c'est-à-dire un mâle). Le Planning familial invite également à ne plus utiliser les mots « mâle » et « femelle ». Bref, au Planning familial, le féminisme est mort, puisque le concept même de « femme » a disparu. Nous avons remarqué que le Planning familial utilise désormais des termes comme *« personne menstruée »*, ou *« personnes qui ont un utérus »* pour définir les femmes. *« Nous nous opposons à cette sémantique qui découpe les femmes. Nous voulons être considérées comme des êtres entiers et pas comme des vagins sur pattes. »*[34]

33. Y compris jusqu'au neuvième mois.

34. « Mme Élisabeth Borne, féministes, nous nous inquiétons de ce que devient le Planning familial. » (marianne.net)

2.
Les conséquences des traitements médicaux de la dysphorie de genre

Prendre des médicaments à vie alors qu'on est bien portant est une aberration, voire une folie, en se limitant même aux conséquences purement médicales, physiologiques sur l'organisme, et ce, à tout âge, mais singulièrement chez les jeunes.

La décision de prescrire des hormones pour un changement de genre est particulièrement complexe, médicalement et éthiquement. Les traitements médicaux utilisés pour la transition médicale de genre, tels que les agonistes de l'hormone de libération des gonadotrophines[35] et/ou les hormones dites d'affirmation de genre[36], ont de fortes implications sur la croissance, la densité osseuse, la santé cardiovasculaire et la fécondité. Leurs complications à quelques mois ou années sont connues mais leurs

35. LHRH.
36. Œstrogènes pour se féminiser, ou testostérone pour se masculiniser.

impacts à long terme ne le sont pas ou peu, faute de recul et d'absence de suivi pour les séries de malades les plus anciennes.

« Changer de genre » signifie prendre des traitements lourds toute sa vie

N'est-ce pas la première information qu'il faudrait donner aux jeunes avant de les lancer dans une expérience qui sera trop souvent tragique pour eux, à plus ou moins long terme ? Car on peut changer son apparence, mais pas son sexe biologique, ni ses chromosomes. Changer de genre consiste à tromper son corps (et les autres) toute sa vie.

Et à quel prix ? C'est ce que nous allons tenter d'expliquer le plus factuellement possible, sans jugement de valeur. Nous, médecins, lorsque nous utilisons des médicaments dangereux pour traiter des maladies menaçant la vie comme les cancers, nous devons évaluer la balance avantages/risque et en informer les malades.

Notre règle absolue « d'abord ne pas nuire » s'impose d'autant plus ici que les candidats au changement de sexe ne sont pas malades lorsqu'ils désirent initier une « transition ». En tentant de leur rendre service et répondre à leur demande, nous risquons de les transformer en malades à vie. Cela peut être leur choix d'adulte que nous respectons, et respecterons, mais ils doivent en être informés, totalement.

Notre avis de pédiatre est qu'il faut bannir les traitements hormonaux et les bloqueurs de puberté à visée transgenre[37] [38] [39] particulièrement chez l'enfant, adolescent et jeune adulte, dont l'organisme n'est pas fini et ne le sera qu'au-delà de 25 ans (en particulier la maturation cérébrale). Les dangers réels et potentiellement graves des médicaments hormonaux sont trop souvent sous-estimés des candidats au changement, mais aussi des prescripteurs qui en minimisent les effets auprès de leurs « clients ». Ces derniers devraient être avertis non seulement des petits inconvénients survenant les premiers mois, mais surtout des complications potentielles à moyen et long terme de ces substances.

Les bloqueurs de puberté sont des médicaments qui inhibent la production des hormones sexuelles et, de ce fait, suspendent la puberté chez les enfants et les adolescents qui les reçoivent. Ils empêchent les adolescents d'acquérir des signes sexuels secondaires (modification de la voix, transformations corporelles, seins, pilosité pubienne, barbe en fonction de leur sexe naturel, taille du pénis).

La combinaison de bloqueurs de puberté et d'hormones pour développer l'apparence de l'autre sexe aura des conséquences irréversibles, même s'ils sont interrom-

37. Kulesa R., "Toward a Standard of Medical Care: Why Medical Professionals Can Refuse to Prescribe Puberty Blockers." *New Bioeth.* 2023 Jun.; 29(2):139-155. doi: 10.1080/20502877.2022.2137906. Epub 2022 Oct. 31. PMID: 36315442.

38. Giordano S., Garland F., Holm S. "Gender dysphoria in adolescents: can adolescents or parents give valid consent to puberty blockers?" *J Med Ethics.* 2021 Mar. 10:medethics-2020-106999. doi: 10.1136/medethics-2020-106999. Epub ahead of print. PMID: 33692171.

39. Appelé dysphorie de genre: engendrant un malaise causé par le corps qui ne correspond pas à leur ressenti de l'identité.

pus. Plusieurs études montrent que ces bloqueurs de puberté ne diminuent pas le risque de suicide[40].
Ces bloqueurs bloquent aussi d'autres phénomènes liés à la puberté telles que la croissance, la libido, la calcification des os et la fertilité.
Ces hormonothérapies « *affirmant le genre* »[41] peuvent conduire à une hypofertilité et/ou à une infertilité[42]. Si l'hormonothérapie intervient tôt dans le processus de la puberté, elle a notamment pour effet de rendre la personne stérile en empêchant les gamètes d'atteindre leur pleine maturité… Ils ne devraient jamais être prescrits en dehors d'un suivi médical rigoureux et clairement informatif afin de permettre un consentement véritablement éclairé[43], et jamais par autoprescription via Internet (trop facilement trouvée via les bonnes âmes des réseaux qui les renseignent).

---

40. Dyer C. "Puberty blockers do not alleviate negative thoughts in children with gender dysphoria, finds study." *BMJ.* 2021 Feb. 8 ; 372:n356. doi: 10.1136/bmj.n356. PMID : 33558256.

41. Selon le terme consacré par les médecins de cette spécialité. Terme trompeur, car le patient ne pourra « affirmer » que son choix, mais son sexe ne pourra de fait être modifié, seulement son apparence physique.

42. Krebs D., Harris R. M., Steinbaum A., Pilcher S., Guss C., Kremen J., Roberts S. A., Baskaran C., Carswell J., Millington K. "Care for Transgender Young People." *Horm Res Paediatr.* 2022 ; 95(5):405-414. doi: 10.1159/000524030. Epub 2022 Mar. 10. PMID : 35272283 ; PMCID : PMC9463393.

43. Latham A. "Puberty Blockers for Children : Can They Consent ?" *New Bioeth.* 2022 Sep. ; 28(3):268-291. doi : 10.1080/20502877.2022.2088048. Epub 2022 Jun. 27. PMID : 35758886.

Pourquoi utilise-t-on habituellement ces hormones en dehors des transitions de genre ?

Le traitement des pubertés précoces, véritable maladie qui touche quelques enfants chaque année[44], repose essentiellement sur l'utilisation des agonistes de la GnRH[45], médicament hormonal. Des formes retard, à injection mensuelle ou trimestrielle sont utilisées. Ces drogues bloquent et retardent de fait le processus de la puberté et tentent de le laisser se déclencher à l'âge normal moyen habituel.

Ce sont ces mêmes médicaments qui sont utilisés chez des enfants non malades, mais qui ont déclaré se sentir d'un autre sexe. Le drame majeur est la politique de l'affirmatif[46] dans ce domaine par des médecins, dont cer-

---

44. Enfant qui développe, par exemple, à 5 ans tous les caractères sexuels secondaires qui normalement apparaissent à partir de 11-12 ans : seins, poils pubiens, règles, etc.

45. De manière naturelle, les œstrogènes sont principalement produits, de la puberté à la ménopause, par les ovaires, mode de production en cascade. La première pièce de cette cascade est la LHRH, hormone produite par l'hypothalamus. La LHRH stimule l'hypophyse (glande située à la base du cerveau) qui en réponse sécrète une hormone, la LH (lutéinostimuline) qui, à son tour, va stimuler les ovaires qui vont alors sécréter des œstrogènes.
Un agoniste (ou analogue) est une substance qui ressemble à une autre substance, qui, de ce fait, peut prendre sa place et jouer son rôle en se faisant passer pour elle. L'administration d'analogues de la LHRH a pour résultat d'hyperstimuler l'hypophyse. Hyperstimulée, l'hypophyse va finir par ne plus répondre et donc arrêter de stimuler à son tour les ovaires. La production d'œstrogènes est ainsi stoppée.
Ces médicaments utilisés pour bloquer la maladie réelle de certains enfants (puberté précoce) sont aussi utilisés dans d'autres pathologies pour bloquer la sécrétion hormonale comme, par exemple, chez des malades atteints de cancer du sein ou de la prostate. Agonistes de la LH-RH – Hormonothérapie (e-cancer.fr)

46. D'après les militants trans, le fait de se sentir trans le démontre et justifie la prise de traitements médicaux sans qu'il n'y ait besoin d'une consultation médicale.

tains profitent de la situation pour vendre leur business et d'autres sont prosélytes de leur idéologie.

Dans l'état actuel des choses en France, si l'enfant, même petit, affirme appartenir à un autre sexe, après autorisation du représentant légal[47], l'ensemble des intervenants médicaux, soignants, scolaires mais aussi familiaux doivent se plier à sa décision sans plus de discussion, ni même à l'heure actuelle d'entretien psychologique.

Les dangers de l'automédication sont bien connus et dénoncés par tous dont l'Académie de Médecine[48]. Dans aucune maladie, le malade ne décide de son diagnostic, ni même de son traitement que le médecin doit lui expliquer et s'efforcer de lui faire accepter s'il l'estime nécessaire. Mais ce ne doit jamais être le malade qui prescrit seul et indépendamment de l'avis de tous les autres. De plus, les personnes traitées pour changement de sexe ne sont plus considérées comme « malades » (bien que curieusement tous les soins soient remboursés à 100 %) mais bien transformées en vraies malades par les traitements médicaux prescrits.

Un enfant devrait encore moins décider de son traitement ! Imaginez un enfant atteint de tumeur osseuse qui désirerait choisir sa chimiothérapie ou la refuser sur son simple ressenti. Les parents qui accepteraient l'oukase de leur progéniture malade refusant un traitement, seraient envoyés devant un juge des enfants pour refus de soin et la tutelle leur serait retirée. Un enfant n'est pas respon-

47. https://www.gouvernement.fr/sites/default/files/contenu/piece-jointe/2019/11/fiche_respect_des_droits_trans_dilcrah.pdfx

48. https://www.academie-medecine.fr/de-lautodiagnostic-a-lautomedication-risques-et-impact-sur-la-relation-pharmacien-patient/

sable devant la loi (par excuse de minorité), ne peut voter aux élections, ni conduire une voiture…
Mais, pour faciliter le changement de genre, les lobbies ont imposé leurs fantasmes (comme ils les décrivent eux-mêmes), le mineur a tous les droits y compris contre l'avis de ses parents ou même dans certains pays sans l'avis de ceux-ci non informés. Dire le contraire est déclaré transphobe et susceptible de poursuites judiciaires.
À l'étranger, où ces pratiques sont répandues depuis longtemps, les procès intentés contre les soignants qui ont entraîné des mineurs trop rapidement dans cette transition se multiplient. Leur nombre et les problèmes qu'ils mettent en exergue ont décidé de nombreuses autorités sanitaires à interdire les traitements pour changement de genre chez les mineurs ou à les réserver aux essais thérapeutiques officiels[49] [50]. Nous y reviendrons.

Mis au point dans les années 1980 pour traiter la puberté précoce, les médicaments à base d'hormones mâles ou femelles selon le cas, ont transformé les traitements des transgenres depuis qu'ils ont été utilisés dans ce but pour la première fois à la fin des années 1990, avec toutes les conséquences dramatiques, niées au début de leur usage et encore trop souvent minorées dans les médias en 2023. L'Endocrine Society recommande explicitement de ne pas recourir au blocage de la puberté avant le début de

49. Mahase E. "Puberty blockers for young people will only be available as part of clinical research", says NHS England. *BMJ*. 2023 Jun. 12 ; 381:1344. doi : 10.1136/bmj.p1344. PMID : 37308216.
50. Dyer C. "Puberty blockers : children under 16 should not be referred without court order", says NHS England. *BMJ*. 2020 Dec. 2 ; 371:m4717. doi : 10.1136/bmj.m4717. PMID : 33268453.

celle-ci[51]. Si le médecin les administre de manière aberrante à un enfant de 5-6 ans, il bloque le développement de sa puberté[52] qui risque de ne jamais se dérouler normalement.

Une fois l'âge atteint pour faire sa puberté naturelle, et si l'enfant le demande encore (mais il est souvent entouré de médecins et soignants militants chez lesquels le doute est exclu par idéologie), il va recevoir un traitement hormonal croisé. Si la petite fille veut devenir un homme, elle recevra des hormones mâles – la testostérone – et inversement le petit garçon souhaitant devenir fille recevra des hormones de la femme, c'est-à-dire des œstrogènes. Ce sont ces hormones que des adultes plus âgés désirant changer de sexe recevront également.

Pour se féminiser

Le traitement se fait avec des œstrogènes naturels… par voie cutanée ou bien de la progestérone naturelle et de la finastéride (en cas de perte de cheveux).

Le traitement hormonal féminisant[53] a des effets réversibles, mais aussi certaines conséquences irréversibles. Même si le caractère ne change pas toujours, ce qui n'est pas évident vu les effets dévastateurs sur le moral et les dépressions, les effets réversibles habituels sont la diminution de la musculature, une modification de la répar-

51. Gender Dysphoria/Gender Incongruence Guideline Resources. https://www.endocrine.org/clinical-practice-guidelines/gender-dysphoria-gender-incongruence

52. Kulesa R. "Toward a Standard of Medical Care: Why Medical Professionals Can Refuse to Prescribe Puberty Blockers." New Bioeth. 2023 Jun.; 29(2):139-155. doi: 10.1080/20502877.2022.2137906. Epub 2022 Oct. 31. PMID: 36315442.

53. Les traitements hormonaux féminisants – Vivre Trans (vivre-trans.fr)

tition des graisses, une moindre transpiration de la peau, une diminution de la pression sanguine, des globules rouges et de la chaleur corporelle.

Certains effets irréversibles doivent être connus : les seins se développent franchement, les aréoles s'élargissent, des vergetures apparaissent.

Chez les femmes transgenres (nées hommes), une combinaison de bloqueurs de la testostérone[54] et de traitement aux œstrogènes est nécessaire. Les inhibiteurs de la testostérone sont nécessaires, car la testostérone agit plus fortement dans le corps que les œstrogènes. Mais des effets négatifs sont nombreux : diminution de la libido, modifications du cholestérol et effets cardiovasculaires, etc.[55] Le Bicalutamide, un bloqueur des récepteurs androgènes, a été associé à une insuffisance hépatique fulminante lors de traitement du cancer de la prostate[56]. Les directives de la société d'endocrinologie[57] suggèrent spécifiquement que l'éthinylestradiol par voie orale ne soit pas utilisé chez les femmes transgenres, car très fré-

54. Via spironolactone ou encore ablation des testicules = orchidectomie.
55. Un certain nombre de marqueurs physiologiques qui affectent la santé cardiovasculaire. Protéine C-réactive, facteur de croissance analogue à l'insuline, l'angiotensine (protéine dans le sang), autres protéines du foie. Ces changements peuvent entraîner une augmentation de la coagulation sanguine et une réduction de la santé cardiovasculaire. On ne les voit pas souvent, voire pas du tout, avec des œstrogènes non oraux.
56. Hussain S., Haidar A., Bloom R. E., Zayouna N., Piper M. H., Jafri S. M. R. « Hépatotoxicité induite par le bicalutamide : un effet indésirable rare ». *Le Journal américain des rapports de cas*, 2014 ; 15 :266–70. 10.12659/AJCR.890679. https://www.ncbi.nlm.nih.gov/pmc/articles/PMC9463393/
57. Wylie C. Hembree *et al.* Endocrine Treatment of Gender-Dysphoric/ Gender-Incongruent Persons: An Endocrine Society Clinical Practice Guideline Downloaded from https://academic.oup.com/jcem/article/102/11/3869/4157558 by Withers user on 24 August 2023.

quemment associé aux événements thromboemboliques (thrombose veineuse profonde, crise cardiaque, embolie pulmonaire et accident vasculaire cérébral).
Toutes les études confirment que le risque de développer une maladie thromboembolique veineuse, c'est-à-dire l'apparition d'un caillot sanguin, est nettement plus élevé chez les femmes transgenres que chez les hommes non transgenres (risque multiplié par 5 après deux ans de suivi) et les femmes de naissance (risque multiplié par 3).
En ce qui concerne le risque de faire un accident vasculaire cérébral (AVC) causé par un caillot sanguin, les probabilités étaient 9,9 fois plus élevées chez les femmes transgenres, que chez les hommes du groupe témoin et 4,1 fois plus élevées que chez les femmes du groupe témoin, après une période de suivi de plus de six ans dans l'étude citée[58].

Se masculiniser

Chez les trans-hommes, la testostérone peut entraîner de l'acné, de la calvitie, un gain de poids, une augmentation des globules rouges, une augmentation du cholestérol et aussi une élévation des enzymes du foie. Elle peut également contribuer à l'apparition d'hypertension, de diabète de type 2 et de maladies cardiovasculaires.

Malade à vie

Quel que soit le type de traitement aux œstrogènes utilisé, ou inversement hormones masculinisantes, la

58. Changement de sexe: prendre des hormones n'est pas sans risque pour la santé cardiovasculaire (pourquoidocteur.fr)

surveillance médicale est importante. Le médecin doit surveiller les taux hormonaux dans le sang. Ces médicaments à risques nécessitent une surveillance à vie chez tous les individus trans en traitement.

Est-ce le paradis sur Terre que les marchands de rêve, mais surtout de médicaments et d'interventions à répétition leur ont fait imaginer? Les parents devraient réfléchir sérieusement avant d'embarquer leur enfant dans une telle expérience médicale. Se transformer en malade à vie, est-ce une option? Demandez à ceux qui ne l'ont pas choisi, atteints de maladies congénitales ou de cancers ou maladies chroniques, neurologiques, etc., ce qu'ils auraient fait s'ils en avaient eu le choix.

Le premier conseil et engagement de notre serment d'Hippocrate n'est-il pas *primum non nocere*? (« avant tout ne pas nuire »). Premier impératif: avertir clairement les candidats.

Transgenres: un risque de mortalité deux fois plus élevé[59]

Les personnes transgenres auraient un risque de mortalité deux fois plus élevé que celles dites cisgenres. En fonction du sexe, les causes seraient différentes.

Le suicide: parmi les premières causes de mortalité chez les hommes transgenres.

Une étude observationnelle publiée dans la revue *The Lancet Diabetes & Endocrinology* par les médecins d'Amsterdam promoteurs des traitements à visée transsexuelle

59. "Mortality trends over five decades in adult transgender people receiving hormone treatment: a report from the Amsterdam cohort of gender dysphoria" – *The Lancet Diabetes & Endocrinology*.

a constaté une augmentation du risque de mortalité chez les personnes transgenres utilisant un traitement hormonal, quel que soit le type de traitement. Chez les femmes transgenres, le risque de mortalité était presque deux fois plus élevé par rapport aux hommes cisgenres et près de trois fois plus élevé comparativement aux femmes cisgenres. Chez les femmes de naissance devenues hommes transgenres, le risque était similaire à celui des hommes cisgenres, mais presque le double par rapport à celui des femmes cisgenres. Ce risque accru de mortalité n'a pas diminué pendant les cinq décennies de l'étude (1978 à 2018) ce qui dément, entre autres, les précédentes affirmations selon lesquelles les traitements diminueraient le risque de suicide. Cet article tente de disculper le rôle des médicaments dans cette surmortalité, mais reconnait tout de même que les données sont insuffisantes. Cela évoque la mystification comparable niant le rôle de l'injection génique anti-Covid dans l'épidémie actuelle de morts subites[60].

On affirme trop souvent aux jeunes intéressés que les procédures de transition de genre sont complètement réversibles bien maîtrisées ou que les personnes regrettant leur décision sont rarissimes (ce qui est faux, nous y reviendrons), mais une des causes de ces sous-estimations est l'absence de suivi fréquent des personnes opérées.

Le glamour et les paillettes d'Angela Ponce (qui a représenté l'Espagne au concours Miss Univers 2018 à Bangkok), qui se dit *« prête à être un modèle pour les enfants transgenres »* éclipsent les nombreux inconvénients bien réels liés à la transition de genre.

60. Cf. chapitre consacré au suicide chez les trans.

En 2015, quatre cliniques américaines pratiquant les transitions de genre ont reçu 7 millions de dollars pour examiner les effets des bloqueurs et des traitements hormonaux sur les jeunes transgenres. Pour justifier leur demande de financement, les chercheurs ont souligné que les États-Unis n'avaient produit aucune donnée sur l'impact ou la sécurité des bloqueurs, en particulier chez les patients transgenres de moins de 12 ans, laissant ainsi un « *vide dans les preuves de cette pratique* ». En 2022, ils n'avaient pas encore rendu compte des principaux résultats de leur travail, mais affirmaient que les résultats seraient bientôt disponibles. En 2023, on les attend toujours.

Analyse de l'impact de la thérapie hormonale lorsqu'elle est initiée pendant l'adolescence

Une enquête menée au Portugal chez des personnes transgenres qui suivaient ou avaient suivi une thérapie hormonale pendant au moins une année ininterrompue a révélé que 89 % d'entre elles ont eu des effets secondaires. Tous sexes confondus, plus de la moitié se plaint des troubles émotionnels et 10 % éprouvent des maux de tête récurrents. Par ailleurs, 66 % des hommes en voie de féminisation auraient une perte de libido. Chez les femmes qui se masculinisent, 52,9 % souffrent d'acné, 38 % de perte de cheveux et 25 % de douleurs pelviennes. Quant aux hommes en voie de féminisation, 15 % éprouvent des nausées, et 15 % sont en proie à des démangeaisons associées à un exanthème.

Risque cardiovasculaire de l'hormonothérapie

Dans les deux groupes, l'incidence de problèmes cardiovasculaires augmente par rapport à la population normale[61] malgré les mesures préventives habituelles (arrêt du tabagisme, vigilance diététique, lutte contre la sédentarité) indispensables dans cette population particulièrement vulnérable[62].

Selon le Dr Michael Irwing, professeur associé à la Harvard Medical School et directeur de l'institut de la médecine transgenre au centre Beth Israel de Boston, les thérapies hormonales ont une influence sur la tension artérielle. Si les thérapies hormonales font baisser la tension chez les hommes en voie de féminisation, elles augmentent considérablement celle des hommes transgenres (nés femmes) qui prennent de la testostérone : en moyenne 2,6 mm Hg, un chiffre non négligeable sur une vie. L'étude menée sur 470 patients[63] confirme le risque cardiovasculaire assez élevé des traitements hormonaux et après sa présentation auprès des cardiologues américains de l'American Heart Association, celle-ci a recommandé fortement la surveillance cardiologique régulière des personnes trans sous hormonothérapies pour dépister précocement les attaques cardiaques et les accidents vasculaires cérébraux.

---

61. Santos R. B., Lemos C., Saraiva M., "Gender-Affirming Hormone Therapy : Physical and Sociopsychological Effects, Impact and Satisfaction." *Cureus.* 2023 Mar. 21 ; 15(3).
62. Nicolaï Johnson, Nathalie Chabbert-Buffet, « Hormonothérapie féminisante chez les femmes transgenres », *La Presse Médicale Formation*, Tome 1, numéro 6, décembre 2020, pages 597-603.
63. *Gender-Affirming Hormone Therapy May Increase Risk of Blood Pressure*, BIDMC of Boston.
"Cross-sex Hormones and Acute Cardiovascular Events in Transgender Persons : A Cohort Study" – *PubMed* (nih.gov).

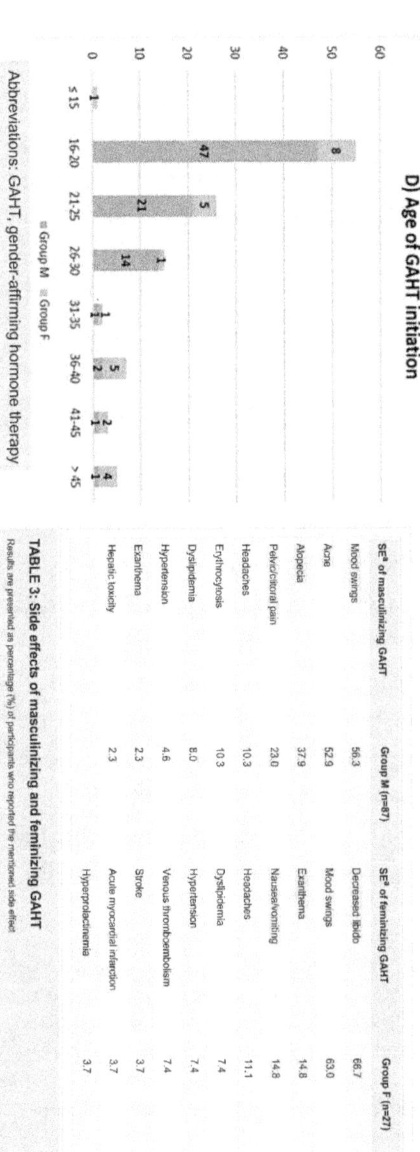

Cureus **Open Access Original Article** **DOI:** 10.7759/cureus.36484

Gender-Affirming Hormone Therapy: Physical and Sociopsychological Effects, Impact and Satisfaction

Rafael B. Santos [1], Carolina Lemos [2], Miguel Saraiva [1]

1. Endocrinology Department, Centro Hospitalar Universitário do Porto, Porto, PRT 2. Population Studies, Instituto de Ciências Biomédicas Abel Salazar, Porto, PRT

Corresponding author: Rafael B. Santos, rafaellbss@gmail.com

Review began 02/10/2023
Review ended 03/12/2023
Published 03/21/2023

D) Age of GAHT initiation

Abbreviations: GAHT, gender-affirming hormone therapy

SE[a] of masculinizing GAHT	Group M (n=87)	SE[a] of feminizing GAHT	Group F (n=27)
Mood swings	56.3	Decreased libido	66.7
Acne	52.9	Mood swings	63.0
Alopecia	37.9	Exanthema	14.8
Pelvic/clitoral pain	23.0	Nausea/vomiting	14.8
Headaches	10.3	Headaches	11.1
Erythrocytosis	10.3	Dyslipidemia	7.4
Dyslipidemia	8.0	Hypertension	7.4
Hypertension	4.6	Venous thromboembolism	7.4
Exanthema	2.3	Stroke	3.7
Hepatic toxicity	2.3	Acute myocardial infarction	3.7
		Hyperprolactinemia	3.7

TABLE 3: Side effects of masculinizing and feminizing GAHT

Results are presented as percentage (%) of participants who reported the mentioned side effect

Chez les femmes transgenres (nées hommes), l'usage prolongé d'œstrogènes impacte la circulation veineuse[64]. Ainsi, l'étude de cohorte publiée en 2018 constate qu'en ce qui concerne la thromboembolie veineuse, le risque est clairement plus élevé et s'aggrave à mesure que la prise d'hormones se prolonge. Après deux ans, les « femmes » transgenres auraient 4,1 fois plus de risques de faire une thrombose ou un caillot sanguin que les hommes et 3,4 que les femmes. Après huit ans de traitement, le risque grimpe nettement : il est 16,7 fois plus élevé que pour les hommes et 13,7 fois plus élevé que pour les femmes.

La prise de poids

Les résultats d'une **étude longitudinale**[65] chez des personnes « en affirmation de genre » montrent que leur traitement hormonal entraîne souvent une prise de poids, en particulier chez les femmes qui se masculinisent.

L'étude rapporte que : dans les 2 à 4 mois suivant le début de l'hormonothérapie, le poids corporel moyen avait augmenté dans le groupe trans masculin (femme vers « homme ») de 2,35 (1,15-3,55) kg et a continué à augmenter au-delà de 34 mois. Dans le groupe trans féminin (homme vers « femme »), le poids corporel moyen est resté

64. Asscheman H., T'Sjoen G., Lemaire A., Mas M., Meriggiola M. C. , Mueller A., Kuhn A., Dhejne C., Morel-Journel N., Gooren L. J. "Venous thrombo-embolism as a complication of cross-sex hormone treatment of male-to-female transsexual subjects : a review." Andrologia. 2014 Sep. ; 46(7):791-5. doi : 10.1111/and.12150. Epub 2013 Aug. 15. PMID : 23944849.

65. Kyinn, M., Banks, K., Leemaqz, S. Y. *et al.* "Weight gain and obesity rates in transgender and gender-diverse adults before and during hormone therapy." *Int J Obes* 45, 2562-2569 (2021). https://doi.org/10.1038/s41366-021-00935-x

stable pendant les 21 premiers mois de l'hormonothérapie, puis a commencé à augmenter régulièrement, en particulier chez les moins de 30 ans. La prévalence de l'obésité au départ étant de 25 % dans le groupe trans féminin et de 39 % dans le groupe trans masculin, les taux d'obésité grimpent ensuite de 42 à 52 % dans le groupe trans masculin et de 21 à 30 % dans le groupe trans féminin.

Après 11 à 21 mois d'hormonothérapie, une prise de poids ≥5 kg a été observée chez 21 % des individus trans féminins et 30 % des individus trans masculins.

La diminution de la masse osseuse

L'hormonothérapie féminisante (œstrogènes) diminue significativement la masse osseuse tout particulièrement du rachis lombaire[66] [67] [68] ce qui peut faire craindre un risque accru de fracture chez les femmes trans.

Un documentaire de la télévision suédoise[69] a rapporté le cas d'un adolescent transgenre qui a pris ces médicaments

66. Schagen S., Wouters F. M., Cohen-Kettenis P. T. , Gooren L. J., Hannema S. E. "Bone Development in Transgender Adolescents Treated With GnRH Analogues and Subsequent Gender-Affirming Hormones." *J Clin Endocrinol Metab.* 2020 Dec. 1 ; 105(12):e4252–63. doi : 10.1210/clinem/dgaa604. PMID : 32909025 ; PMCID : PMC7524308.

67. Lapauw B., Taes Y., Simoens S., Van Caenegem E., Weyers S., Goemaere S., Toye K., Kaufman J. M., T'Sjoen G. G. "Body cosmposition, volumetric and areal bone parameters in male-to-female transsexual persons." *Bone.* 2008 Dec. ; 43(6):1016-21. doi : 10.1016/j.bone.2008.09.001. Epub 2008 Sep. 16. PMID : 18835591.

68. Fighera T. M., Ziegelmann P. K., Rasia da Silva T., Spritzer P. M. "Bone Mass Effects of Cross-Sex Hormone Therapy in Transgender People" : Updated Systematic Review and Meta-Analysis. *J Endocr Soc.* 2019 Mar. 15 ; 3(5):943-964. doi : 10.1210/js.2018-00413. PMID : 31020058 ; PMCID : PMC6469959.

69. https://www.svtplay.se/video/33358590/uppdrag-granskning/mission-investigate-trans-children-avsnitt-1?info=visa

entre 11 et 14 ans et développé une ostéoporose avec fracture-tassement du rachis « *Le patient souffre désormais de maux de dos persistants* », note le dossier médical, décrivant un « *handicap permanent* » causé par les bloqueurs de puberté.

Les bloqueurs de la puberté ont aussi un impact sur le cerveau, mal compris actuellement.
Certains médecins et chercheurs craignent que les bloqueurs de puberté puissent perturber d'une manière ou d'une autre cette période formative de croissance mentale. L'adolescence s'accompagne d'une pensée critique, d'une réflexion personnelle plus sophistiquée et d'autres avancées significatives dans le développement cérébral.
Il a été démontré que les hormones sexuelles affectent les compétences sociales et de résolution de problèmes. On pense que la croissance du cerveau est liée au sexe, mais la recherche dans ces domaines est encore très récente. En Finlande, les médecins restent préoccupés par les effets physiques des bloqueurs, notamment sur le développement du cerveau, a déclaré le Dr Riittakerttu Kaltiala, chef du service de psychiatrie pour adolescents dans une clinique de genre à Tampere.

L'infertilité permanente est probable pour ceux qui ont pris les médicaments dès leur plus jeune âge – un choix capital pour les enfants qui ne peuvent pas saisir les implications lointaines de ces décisions.
Notre corps est programmé dès la conception.
Les organismes masculins et féminins sont programmés à produire, gérer et convertir les hormones de manière

différente. Il faut, par exemple, une certaine quantité d'enzymes pour produire les œstrogènes ou pour éliminer les sous-produits de la testostérone.

Les hommes ont un taux d'œstrogènes variant environ de 0 à 40 picogrammes, alors qu'il est de 5 à 10 fois plus élevé chez les femmes. Sachant que les cytochromes P450[70] interviennent dans le métabolisme des œstrogènes, une « femme transgenre » (née homme) sera mal équipée pour gérer l'afflux soudain de cette hormone, prise de nombreuses années dans le cadre d'une « affirmation » de genre.

Par ailleurs, les hormones entretiennent un équilibre entre elles et que ceci peut influencer le métabolisme général[71], avec des répercussions sur d'autres organes. L'œstrogénothérapie pourra inhiber le bon fonctionnement du foie en diminuant l'activité de la lipase hépatique jusqu'à 64 % et celle de la lipoprotéine lipase de 23 %. Cela pourra, par exemple, augmenter le risque de calculs rénaux. Ces changements demandent une surveillance constante clinique et biologique pour dépister les complications inhérentes à ces manipulations médicales qui n'ont rien de naturel et ne sont pas sans risques pour la santé de l'individu ainsi que le confirment les taux accrus de mortalité toutes causes confondues chez les transgenres de la clinique d'Amsterdam[72].

Comme pour tout traitement, et particulièrement pour

70. "Cytochrome P450-mediated metabolism of estrogens and its regulation in human" – *PubMed* (nih.gov).

71. "A review of the physical and metabolic effects of cross-sex hormonal therapy in the treatment of gender dysphoria" – Leighton J. Seal, 2016 (sagepub.com)

72. *Ibid.*, 51.

des thérapeutiques lourdes et longtemps poursuivies, les bonnes pratiques médicales prévoient un bilan clinique et biologique initial poussé de celui qu'on envisage de soumettre à ces traitements. Mais ce n'est pas toujours ce que l'on fait aux candidats trans pour lesquels on envisage une hormonothérapie de changement de sexe.

Le grand désordre hormonal et les perturbateurs endocriniens

Il peut exister parmi les personnes souhaitant une transition, non seulement des personnes bien portantes faisant le choix de changer de genre, mais aussi des personnes souffrant de maladies méconnues, en particulier d'un déséquilibre hormonal qui pourrait expliquer leur mal-être, les conduisant à penser qu'ils ne sont pas dans le bon corps. Les entretiens médicaux et/ou sur les réseaux sociaux les orientent beaucoup trop rapidement en raison de la mode, des influenceurs et des idéologues, vers cette hypothèse avant de chercher un diagnostic clinique expliquant leurs symptômes, susceptibles d'être traités simplement. Que de maladies passées inaperçues, faute d'être recherchées…

Dans un épisode du Highwire[73] sur la sûreté des médicaments d'hormonothérapie, le Dr Patrick Flynn, endocrinologue, rapporte un cas où une jeune femme présentant des problèmes d'acné et de forte pilosité, fond en larmes en avouant qu'elle se sent souvent « comme si elle était un homme » et qu'elle s'interroge quant à son identité de genre. Outre ces caractéristiques un peu masculines, elle signale aussi des accès d'humeur et des comporte-

73. "Are gender transition drugs safe?" – *The HighWire.*

ments agressifs. Le médecin la rassure vite en expliquant qu'il est difficile de se contrôler lors d'un déséquilibre hormonal et prescrit des analyses approfondies, d'où il ressort que son taux de testostérone est beaucoup trop élevé. Pour finir, lorsque le fonctionnement endocrinien se normalise, la jeune fille retrouve une meilleure santé physique et mentale, et annonce fièrement « se sentir à nouveau bien dans sa féminité ».

Malheureusement, les troubles endocriniens sont en nette augmentation en raison de divers facteurs environnementaux en particulier, et devraient être recherchés avant toute autre chose dans cette saga de « l'identité de genre ». La journaliste Corinne Lalo a publié *Le grand désordre hormonal*[74] et estime que nous sommes actuellement face à un dérèglement hormonal généralisé, cause d'un état dégradé de la santé humaine et animale.

> « Les poissons se féminisent, les escargots voient apparaître des femelles à pénis, les alligators ont désormais des micro-pénis, les ibis deviennent homosexuels… Chez les humains, les garçons ont des testicules qui ne descendent plus, les hommes perdent la moitié de leurs spermatozoïdes en une génération et leur taux de testostérone est en baisse significative… Les petites filles ont une puberté précoce, les jeunes filles ont des règles douloureuses, les cancers du sein augmentent chez les femmes. »

Ne faudrait-il donc pas d'abord rétablir la santé hormonale du candidat à la transition en s'interrogeant sur la

74. Corinne Lalo, *Le Grand désordre hormonal. Ce qui nous empoisonne à notre insu*, Le Cherche-Midi, 2021.

possibilité d'un trouble endocrinien non diagnostiqué, avant de prendre le risque de l'aggraver et de conclure trop rapidement à une « trans-identité »? Mais pour cela, il faudrait absolument faire cesser la règle imbécile et totalitaire de l'affirmatif par le sujet, indépendamment de l'avis de son entourage familial, amical, médical, etc.

La forte augmentation du nombre de jeunes personnes mal dans leur peau et se sentant éventuellement d'un autre sexe pourrait être liée, en partie, à la prolifération de perturbateurs endocriniens provenant de pesticides, de plastiques, etc. qui interfèrent avec le développement prénatal et postnatal, bref, plein de composants de notre alimentation industrielle.

Une enquête menée par le Dr Scott Kerlin auprès de fils exposés au DES[75], administré aux femmes enceintes pour éviter les nausées, a montré que 30 % d'entre eux seraient devenus transgenres. Dans un autre domaine, les éleveurs de volaille ont donné des DES aux jeunes coqs pour les transformer en poules[76].

L'atrazine, un pesticide commun, transforme les grenouilles mâles en femelles qui pondent des œufs, comme l'a documenté Tyrone B. Hayes de l'U. C. Berkeley[77]. Ces changements semblent devenir héréditaires. Tout cela n'est pas si simple, mais justifierait de faire un interroga-

75. Diéthylstilbestrol premier œstrogène de synthèse largement prescrit entre 1940 et 1970. https://www.orpha.net/consor/cgi-bin/OC_Exp.php?Expert=1916&lng=FR voir aussi sur FB « les filles du DES ».

76. Voir Toxic Bodies, Langston, p. 66.

77. Hayes T. B. , Khoury V., Narayan A., Nazir M., Park A., Brown T., Adame L., Chan E., Buchholz D., Stueve T., Gallipeau S. "Atrazine induces complete feminization and chemical castration in male African clawed frogs (Xenopus laevis)." *Proc Natl Acad Sci USA.* 2010 Mar 9; 107(10):4612-7. doi: 10.1073/pnas.0909519107. Epub 2010 Mar 1. PMID: 20194757; PMCID: PMC2842049.

toire sur les antécédents familiaux et des examens avant de se précipiter sur des pilules d'apparence anodine pour le jeune, mais qui ne le sont pas.

Et, bien sûr, il serait indispensable dans un monde médical normal de s'assurer de l'équilibre psychologique des candidats à la transition avant toute manipulation médicale. Rétablir également autant que faire se peut la santé mentale des enfants et jeunes gens, qui, au-delà de déséquilibres hormonaux, possibles, ont tant de raisons d'être perturbés, particulièrement après la période de pandémie Covid que nous venons de subir avec son cortège de mesures délirantes et contradictoires amenant à un état de dissonance cognitive générale.
Les statistiques sur les dépressions, troubles psychiatriques chez les populations jeunes montrent que la fréquence de ces troubles a explosé. Comment, dans ce contexte, ne pas exiger une prise en charge psychologique avant d'autoriser ces manipulations hormonales dont nous connaissons les conséquences à vie sur l'organisme, même si elles sont interrompues[78] après quelques années ? Le bien-être des candidats transitionneurs devrait être la première préoccupation des médecins qui les prennent en charge.

Le silence imposé sur les conséquences médicales des hormones a mené à trop de drames

Les bloqueurs de puberté et les hormones croisées engendrent des drames irréversibles : peut-on enfin en parler sans être poursuivi pour transphobie ?[79]

78. En cas de choix de détransition, cf. chapitre consacré à ce sujet.
79. https://www.lifesitenews.com/blogs/even-the-new-york-times-is-worried-about-the-irreversible-damage-of-puberty-blockers

Les bloqueurs de puberté officiellement prescrits aux jeunes se posant des questions sur leur genre pour « *leur donner le temps de réfléchir* » ne se concevraient que si leurs effets étaient effectivement réversibles et sans conséquences néfastes. Ce n'est malheureusement pas le cas.
Jusqu'à une période récente, les livres et articles dénonçant les conséquences nocives de ces médicaments étaient systématiquement calomniés par les activistes transgenres et censurés dans les médias comme le livre d'Abigail Shrier's *Irreversible Damage : The Transgender Craze Seducing Our Daughters*, fort bien documenté et nommé livre de l'année par *The Economist* et l'un des meilleurs livres de 2021 par *The Times*.
Mais avec le nombre croissant d'enfants soumis à ces traitements depuis longtemps[80], le mensonge des lobbies trans qui répètent constamment que ces médicaments seraient sans danger et leurs effets réversibles, devient flagrant.

Le taux considérable des suicides est une des principales particularités de la santé mentale des personnes transgenres par rapport à la population générale. Plusieurs études montrent que plus 40 % des personnes trans ont fait une tentative de suicide au moins une fois dans leur vie[81] [82], soit près de 20 % de plus que les hétérosexuels

80. Aux États-Unis, environ 300 000 âgés de 13 à 17 ans et un nombre incalculable de plus jeunes se disent trans.

81. Chérie Moody et Nathan Grant Smith, "Suicide Protective Factors Among Trans Adults", *Archives of Sexual Behavior*, vol. 42, no 5, juillet 2013, p. 739-752.

82. Lore M. Dickey et Stephanie L. Budge, "Suicide and the transgender experience : A public health crisis.", *American Psychologist*, vol. 75, no 3, avril 2020, p. 380-390.

et dix fois plus que les homosexuels. Même le *New York Times* rapporte les témoignages d'échecs et de complications de cette hormonothérapie à visée transsexuelle dans un article "They Paused Puberty, But is There A Cost ?"[83]. L'aveu de ces transgenres militants a le mérite de lister les effets tragiques de ces traitements et aussi le dérangement mental de notre société. De plus en plus, des détransitionneurs se présentent pour raconter leur histoire et une fille explique, par exemple, que malgré la suppression des hormones mâles, elle garde définitivement une voix grave.

Quelle est l'opportunité de ces traitements fournis à des enfants qui à 85 % d'entre eux s'en seraient passés si on avait pris le temps d'y réfléchir et de leur fournir les aides psychologiques nécessaires ?

> « Une douzaine d'études portant sur des enfants souffrant de dysphorie de genre mais n'ayant pas pris de bloqueurs de puberté ont démontré que, si ces enfants sont correctement accompagnés et suivis, ils et elles n'éprouveront plus après la puberté le désir de changer de sexe. La proportion de ces jeunes la plus souvent citée est de 85 %. La plupart s'avèrent devenir homosexuels.
> Autre indice qui va à l'encontre du bien-fondé de ces traitements : de plus en plus de personnes ainsi traitées choisissent la "détransition", c'est-à-dire qu'au bout d'une certaine période, elles et ils s'identifient de nouveau à leur sexe biologique. Ce sont pour en majorité des jeunes filles qui voulaient

83. Megan Twohey and Christina Jewett, "They Paused Puberty, but Is There a Cost ?" *The New York Times*, November 14, 2022.

devenir des garçons à l'adolescence. Si elles avaient été traitées à cet âge, elles seraient devenues stériles, même en gardant un appareil génital intact »[84].

L'« épidémie » trans qui semble se développer dans notre pays (bien après celle des pays anglo-saxons qui reflue) traduit un sentiment de mal-être fréquent à l'adolescence, mais utilisé par des marchands d'espoir qui en font un business bien réel.
Même les professionnels ou militants des transitions reconnaissent des anomalies. Selon l'Association Professionnelle Mondiale pour la santé des personnes transgenres (WPATH), les interventions de réassignation de sexe ne devraient avoir lieu qu'après une *« enquête approfondie du contexte social et familial et un examen psychologique »*. Cela semble évident.
Or, la dysphorie de genre ne fait trop souvent l'objet d'aucun examen médical. Les recherches existantes montrent que la plupart des enfants qui s'identifient comme appartenant à l'autre sexe finissent par retrouver d'eux-mêmes un sentiment d'adéquation à leur sexe. Ce sont par ailleurs des enfants sujets à la dépression et aux troubles anxieux. C'est un écheveau compliqué à démêler pour les patients, leurs parents et les professionnels de santé qui doivent déterminer quel enfant, parmi cet ensemble de cas, souffre d'une dysphorie de genre réelle qui va s'installer dans le temps.

Laura Edwards-Leeper, professeur de psychologie à la Pacific University dans l'Oregon et cofondatrice de la pre-

84. Dossier trans : « Les agents bloqueurs de puberté de plus en plus contestés » (The Economist) | TRADFEM (wordpress.com)

mière clinique pour enfants transgenres des États-Unis, à Boston, admet qu'« *une "grande majorité" d'enfants soumis à des inhibiteurs d'hormones n'ont pas été examinés de façon suffisamment approfondie* »[85]. Si même eux le disent…

Les traitements pour changement de sexe ne diminuent pas le risque de suicide

Les arguments principaux des activistes et associations pro-trans pour justifier les traitements de changement de sexe sont qu'ils ne sont pas dangereux et qu'ils diminueraient le risque de suicide mais ne citent aucune série à long terme pour appuyer leurs croyances. Or, les médecins de la clinique d'Amsterdam, qui a été la première à administrer en Europe ces traitements, contredisent ces affirmations en rapportant « *une augmentation du risque de mortalité chez les personnes transgenres utilisant un traitement hormonal, quel que soit le type de traitement. Ce risque accru de mortalité n'a pas diminué avec le temps* »[86] (ce risque atteint près du double de celui de la population générale). Ils concluent ainsi leur étude du risque de suicide sur cinq décennies[87] : « *Le risque de décès par*

85. *Ibid.*, 6.

86. De Blok C. J. , Wiepjes C. M., van Velzen D. M., Staphorsius A. S., Nota N. M., Gooren L. J. , Kreukels B. P., den Heijer M. "Mortality trends over five decades in adult transgender people receiving hormone treatment : a report from the Amsterdam cohort of gender dysphoria." *Lancet Diabetes Endocrinol.* 2021 Oct. ; 9(10):663-670. doi : 10.1016/S2213-8587(21)00185-6. Epub 2021 Sep. 2. PMID : 34481559.

87. Wiepjes C. M., den Heijer M., Bremmer M. A., Nota N. M., de Blok C. J. M., Coumou B. J. G., Steensma T. D. "Trends in suicide death risk in transgender people : results from the Amsterdam Cohort of Gender Dysphoria study (1972-2017)." *Acta Psychiatr Scand.* 2020 Jun. ; 141(6):486-491. doi : 10.1111/acps.13164. Epub 2020 Mar. 12. PMID : 32072611 ; PMCID : PMC7317390.

suicide chez les personnes trans n'a pas augmenté avec le temps. Des décès par suicide se sont produits à chaque étape de la transition. »

3.
La chirurgie de changement de sexe : un chemin long, difficile, irréversible et souvent insatisfaisant

La chirurgie de changement de sexe comporte une série d'interventions modifiant l'apparence physique d'une personne, pour qu'elle ressemble autant que possible à l'autre sexe.

Également appelée « chirurgie d'affirmation » ou de « confirmation du genre », elle représente le stade irréversible d'un processus de transition donnant aux personnes souffrant de dystrophie de genre un corps qui correspond le plus possible à leur désir. Environ un transgenre sur quatre va jusqu'au stade de la chirurgie.

En France, leur nombre a été multiplié par quatre entre 2012 et 2020 comme en atteste ce tableau de la Caisse nationale d'Assurance maladie.

Tableau 2 : Nombre d'avis (accord et refus) de la CNAM pour des demandes de prise en charge de chirurgie mammaires et pelviennes d'affirmation entre 2012 et 2020

année	avis pour chirurgie mammaire et pelvienne de la transidentité		total	% accord
	refus	accord		
2012	33	80	113	71%
2013	59	106	165	64%
2014	74	140	214	65%
2015	61	146	207	71%
2016	48	167	215	78%
2017	88	187	275	68%
2018	138	226	364	62%
2019	170	320	490	65%
2020	118	344	462	74%

source CNAM

[55] La répartition des demandes entre chirurgies de parcours transmasculins et de parcours transféminins paraît demeurer stable entre 2012 et 2020 avec un ordre de grandeur de 40 % de chirurgies transmasculines et 60 % de chirurgies transféminines (tableau 6).

Les étapes de la transition de genre commencent normalement d'abord par une préparation psychologique qui vise à éliminer les psychotiques, les dépressifs, et à tenter d'expliquer aux candidats trans les conséquences irréversibles des interventions médicochirurgicales[88] envisagées. Cette phase durait en général deux ans, mais elle tend à se raccourcir sous la pression des lobbies.

Lorsque le psychiatre juge le patient prêt et qu'il n'y a pas de contre-indications (risque d'accident cardiovasculaire, obésité, diabète sévère, hypertension, etc.), l'hormonothérapie peut débuter, complétée plus ou moins rapidement par des interventions chirurgicales. En France, les transitions dans le sens homme vers femme sont aujourd'hui environ deux fois plus fréquentes que l'inverse.

88. Dahlen S., Connolly D., Arif I., Junejo M. H., Bewley S., Meads C. “International clinical practice guidelines for gender minority/trans people: systematic review and quality assessment.” *BMJ Open*. 2021 Apr. 29; 11(4):e048943. doi: 10.1136/bmjopen-2021-048943

Les interventions possibles pour transformer un homme en femme trans
Elles peuvent comporter des interventions sur le visage, la glotte, la poitrine[89] ou/et les organes génitaux.

La chirurgie faciale[90] [91] peut modifier l'aspect des pommettes à l'aide d'injections, le menton pour en adoucir les angles, les mâchoires pour en diminuer la saillie, le nez pour le remodeler (rhinoplastie), la pomme d'Adam pour la rendre invisible, sans oublier l'épilation la plus complète et définitive possible.
La cicatrisation nécessite habituellement 2 à 4 semaines, mais la disparition de tout œdème peut attendre quatre mois après une correction des mâchoires. Aux USA, une chirurgie de féminisation faciale complète peut coûter jusqu'à 52 500 dollars[92].

---

89. Claes Key, d'Arpa S., Monstrey S. J. "Chest Surgery for Transgender and Gender Nonconforming Individuals." *Clin Plast Surg.* 2018 Jul. ; 45(3):369-380.
90. Hazkour N., Palacios J., Lu W., Goote P., Rivera R., Bastidas N. "Multiprocedural Facial Feminization Surgery : A Review of Complications in a Cohort of 31 Patients." *J Craniofac Surg.* 2022 Nov.-Dec. 01 ; 33(8):2502-2506. doi : 10.1097 Epub 2022 Jul. 26. PMID : 36102911.
91. Rodman R. "Developments in facial feminization surgery." *Curr Opin Otolaryngol Head Neck Surg.* 2022 Aug. 1 ; 30(4):249-253
92. https://www.gofundme.com/fr-fr/c/blog/gender-confirmation-surgery

Une glottoplastie[93] [94] [95] [96] et/ou une rééducation de la voix sont parfois utiles pour ne pas surprendre ses interlocuteurs par des tonalités trop graves pour le sexe affiché[97] [98].

L'augmentation mammaire chirurgicale doit attendre que la taille des seins se soit bien stabilisée par l'imprégnation hormonale et est réalisée par pose d'implants[99], d'expanseurs de tissu sous la glande mammaire ou la transplantation de graisse prélevée sur d'autres parties du corps.

La chirurgie pelvienne (génitoplastie féminisante) comporte l'ablation du pénis, des testicules et du scrotum et

---

93. Yılmaz T., Özer F., Aydınlı F. E. "Laser Reduction Glottoplasty for Voice Feminization : Experience on 28 Patients." *Ann Otol Rhinol Laryngol.* 2021 Sep. ; 130(9):1057-1063. Epub 2021 Feb 10.
94. Husain S., Campe L., Mirza N. "Modification of Wendler Glottoplasty for Male to Female Gender Transition." *J Voice.* 2023 Mar. 24 :S0892-1997(23)00027-9. doi : 10.1016/j.jvoice.2023.01.028. Epub ahead of print. PMID : 36967260.
95. Song T. E., Jiang N. "Transgender Phonosurgery : A Systematic Review and Meta-analysis." *Otolaryngol Head Neck Surg.* 2017 May ; 156(5):803-808. doi : 10.1177/0194599817697050. Epub 2017 Mar. 28. PMID : 28349733.
96. McNeill EJ. "Management of the transgender voice." *J Laryngol Otol.* 2006 Jul. ; 120(7):521-3.
97. Brown S. K., Chang J., Hu S., Sivakumar G., Sataluri M., Goldberg L., Courey M. S. "Addition of Wendler Glottoplasty to Voice Therapy Improves Trans Female Voice Outcomes." *Laryngoscope.* 2021 Jul. ; 131(7):1588-1593. doi : 10.1002/lary.29050. Epub 2020 Aug 26.
98. Nolan I. T. , Morrison S. D., Arowojolu O., Crowe C. S. , Massie J. P., Adler R. K., Chaiet S. R., Francis D. O. "The Role of Voice Therapy and Phonosurgery in Transgender Vocal Feminization." *J Craniofac Surg.* 2019 Jul ; 30(5):1368-1375.
99. Post op Transgender Genitals, "What You Can Expect Post Op Bottom surgery ?" | ClinicSpotshttps://www.clinicspots.com/blog/post-op-transgender-genitalia-surgery

la construction d'une vulve, complétée habituellement par celle d'un vagin. Elle commence par l'ablation des testicules et de la verge.

La vaginoplastie est une chirurgie complexe qui dure entre 2 et 4 heures et nécessite souvent une hospitalisation de 2 semaines[100] [101] et est exposée jusqu'à 70 % de complications[102] [103].

La vaginoplastie par retournement du pénis est la plus simple des techniques[104] ; la peau du pénis retournée servira à tapisser les parois du néovagin. Durant ces manipulations, la peau sert à former la paroi du vagin, mais perd une grande partie de son innervation et donc de sa sensibilité. En cas d'insuffisance cutanée du pénis ou après échec d'une vaginoplastie par retournement, l'utilisation d'un lambeau de péritoine constitue une possibilité prometteuse[105].

100. https://sante.journaldesfemmes.fr/fiches-anatomie-et-examens/2554842-vaginoplastie-operation-transgenre/

101. Ferrando CA. "Updates on feminizing genital affirmation surgery (vaginoplasty) techniques." *Neurourol Urodyn.* 2023 Jun. ; 42(5):931-938. doi : 10.1002/nau.25088. Epub 2022 Nov. 24. PMID : 36423307.

102. Morrison S. D., Claes K., Morris M. P., Monstrey S., Hoebeke P., Buncamper M. "Principles and outcomes of gender-affirming vaginoplasty." *Nat Rev Urol.* 2023 May ; 20(5):308-322. doi : 10.1038/s41585-022-00705-y. Epub 2023 Feb. 1. PMID : 36726039.

103. Jiang D., Witten J., Berli J., Dugi D 3rd. "Does Depth Matter ? Factors Affecting Choice of Vulvoplasty Over Vaginoplasty as Gender-Affirming Genital Surgery for Transgender Women." *J Sex Med.* 2018 Jun. ; 15(6):902-906. doi : 10.1016/j.jsxm.2018.03.085. Epub 2018 Apr 26.

104. Opsomer D., Vyncke T., Mertens D., Ceulemans A., Claes KEY, Buncamper M., Monstrey S. "Fifteen-Year Experience with the Ghent Technique of Penile Inversion Vaginoplasty." *Plast Reconstr Surg.* 2021 Sep. 1 ; 148(3):416e-424e. PMID : 34432697.

105. Sachan A., Jain P., Sharma P., Goel V. "Male-to-Female Gender Affirmation Vaginoplasty via Laparoscopic Pedicled Peritoneal Flap-An Initial Experience." *Indian J Plast Surg.* 2022 Jul. 18 ; 55(2):211-215.

Le clitoris est reconstruit à partir des tissus du gland, mais la taille du gland est largement rétrécie, diminuant là aussi son innervation et sa sensibilité.
Aux USA, l'opération coûte au moins 20 000 dollars et en France, entre 7 000 et 15 000 euros pris en charge à 100 %, dans la limite du tarif de remboursement de la Sécurité sociale, à condition que la personne soit reconnue comme bénéficiaire de l'ALD (Affection de longue durée) par la Sécurité sociale (alors que la dystrophie de genre n'est pas considérée comme une maladie).
Le néovagin ne dispose pas de mécanisme naturel de nettoyage ou de lubrification. Il est habituellement nécessaire de prolonger les soins après l'opération avec l'utilisation d'un dilatateur vaginal dont le but est de stabiliser ou d'élargir la cavité.

Après la vaginoplastie, si la patiente suit les indications postopératoires (notamment des exercices ou rapports sexuels réguliers pour maintenir l'espace créé pour accueillir le vagin), un partenaire sexuel peut ne pas s'apercevoir de la transformation subie. Il est cependant conseillé de l'en informer.
Il faut savoir que la prostate reste en place pour éviter toute incontinence urinaire, et que pour cette raison le diagnostic précoce du cancer de la prostate ne doit pas être négligé chez les femmes trans même après chirurgie complète.

Les interventions possibles pour transformer une femme en homme trans

Chirurgie du visage: pour lui donner un aspect plus masculin en changeant le menton pour en accentuer les angles, les mâchoires pour en augmenter la saillie en utilisant des produits de comblement, le nez pour le remodeler.

Chirurgie thoracique : pour enlever les deux seins.

Une chirurgie génitale pour transformer les organes génitaux. L'ablation de l'utérus (hystérectomie) et des ovaires (ovariectomie) était obligatoire en France pour bénéficier d'un changement d'état civil, jusqu'au 18 novembre 2016. Cette ablation évitait un risque de cancer sous hormonothérapie à long terme.

Pour créer un phallus, deux interventions sont possibles : la **métoïdioplastie** et la **phalloplastie**.
Malgré la complexité de la chirurgie du phallus exposée ci-dessous, il nous parait utile de la détailler pour ceux que cela intéresserait, et surtout pour démontrer à tous la minutie extrême de cette chirurgie, alors qu'on présente comme facile le « changement de sexe ». Non, il n'est pas facile et jamais satisfaisant.

La **métoïdioplastie** comporte une vaginectomie, un allongement clitoridien, un allongement urétral, une scrotoplastie et l'implantation bilatérale des prothèses testiculaires[106].
La muqueuse vaginale est enlevée complètement, à l'exception d'une petite partie proche du méat urétral natif,

106. Bordas N., Stojanovic B., Bizic M., Szanto A., Djordjevic M. L. "Metoidioplasty : Surgical Options and Outcomes in 813 Cases." *Front Endocrinol* (Lausanne). 2021 Oct. 13 ; 12:760284. doi : 10.3389/fendo.2021.760284.

qui sera utilisée plus tard pour l'urétroplastie. La voûte vaginale est totalement fermée permettant de créer un périnée de type masculin.
Le dégantage (on le retourne comme un gant) clitoridien est effectué par une incision circulaire entre la couche interne et externe du prépuce clitoridien vers le bas jusqu'à la plaque urétrale, et poursuivi par une dissection partielle ou complète des ligaments suspenseurs pour allonger et redresser le clitoris précédemment hypertrophié grâce à l'hormonothérapie et parfois à l'aide d'un appareil à vide pendant une période de six mois précédant la chirurgie.
La partie la plus difficile de l'intervention est l'urétroplastie indispensable si le sujet désire pouvoir uriner debout. Elle commence par la reconstruction de l'urètre bulbaire en joignant le lambeau vaginal bien vascularisé à la partie proximale de la plaque urétrale. Une reconstruction supplémentaire est réalisée en combinant différents lambeaux et greffons disponibles (avant-bras, abdomen, cuisse, jambe).
Lorsque la plaque urétrale est longue, la reconstruction urétrale peut être réalisée avec une simple tubérisation de la plaque large. Si une plaque urétrale est insuffisante, le défaut restant est recouvert d'une greffe de muqueuse buccale ou d'une greffe de peau des petites lèvres.
La taille du greffon dépend de la longueur néo-urétrale. La partie ventrale du néo-urètre est créée sous la forme d'un lambeau réalisé à partir des petites lèvres ou d'un lambeau de peau clitoridien dorsal. La surface interne de l'une des petites lèvres est disséquée avec les dimensions appropriées pour couvrir la partie dorsale du néo-urètre. Ensuite, le pédicule est mobilisé et allongé à partir du

tissu sous-cutané des grandes lèvres pour permettre la suture avec la partie dorsale du néo-urètre sans tension. L'urètre est calibré à au moins au calibre 16, et un stent en silicone est placé dans le néo-urètre pour hydrater la surface interne et maintenir le calibre urétral.
Le gland est ouvert sur la ligne médiane par deux incisions parallèles, et les deux ailes du gland sont largement disséquées et le méat néo-urétral est placé à l'extrémité du gland. La peau restante du clitoris et des petites lèvres est utilisée pour recouvrir la tige du pénis. La plastie scrotale est réalisée en joignant les deux grandes lèvres sur la ligne médiane et des prothèses testiculaires en silicone sont implantées par des incisions bilatérales au-dessus des grandes lèvres.
Chez les patients avec un pubis développé, une résection du tissu adipeux est réalisée pour sécuriser la miction en position debout et créer une meilleure esthétique.
Cette intervention qui dure en moyenne 3 à 5 heures donne une apparence masculine aux organes génitaux, rend possible une miction en position debout et une sensation érogène complète avec excitation sexuelle, mais sans possibilité de rapport avec pénétration, du fait de la petite taille du néophallus.

La phalloplastie consiste à construire un pénis en utilisant de la peau et des tissus provenant des lèvres ou d'autres sources (autogreffes libres d'avant-bras, cuisse, de grand dorsal[107] ou d'abdomen).

---

107. Djordjevic M. L., Bencic M., Kojovic V., Stojanovic B., Bizic M., Kojic S., Krstic Z., Korac G. "Musculocutaneous latissimus dorsi flap for phalloplasty in female to male gender affirmation surgery." *World J Urol.* 2019 Apr. ; 37(4):631-637. doi : 10.1007/s00345-019-02641-w. Epub 2019 Jan. 23. PMID : 30673829.

Les autogreffes roulent une partie de la peau sur elle-même pour construire un néourètre et une autre partie vers l'extérieur pour préparer la peau du néopénis en les laissant attachées à la zone donneuse pour conserver leur vascularisation.

Lorsque la préparation est achevée, on utilise un cathéter comme tuteur du néophallus avant de le greffer dans la région pubienne et habituellement de terminer l'intervention par la construction d'un scrotum à l'aide de la peau et des tissus des lèvres garnies de prothèses testiculaires.

Il s'agit d'une intervention longue (4 à 10 heures souvent à deux équipes) et complexe, dont le coût peut s'élever à 35 000 euros en France.

Pour assurer une certaine rigidité au néopénis, une prothèse pénienne est incluse, avec une pompe pour permettre l'érection. Le modèle – le mécanisme et la longueur de l'implant pénien – sera choisi en fonction de l'anatomie.

L'implant pénien obtient sa rigidité par l'activation de la pompe normalement localisée dans le scrotum. La rigidité obtenue rend possible les relations sexuelles avec pénétration. Cette intervention peut être effectuée six mois après la construction de l'urètre.

Complications de cette chirurgie lourde et complexe

Ces opérations longues et difficiles comportent des risques accrus en cas de diabète, d'obésité, ou de problèmes de circulation sanguine, soit lors de l'anesthésie, soit en postopératoire.

Les candidates à cette chirurgie doivent en être soigneusement informées en préopératoire. Une éducation thérapeutique ainsi qu'un suivi rapproché durant toute la durée de la cicatrisation sont fondamentaux pour accompagner les patientes devenues hommes, dépister et traiter ces complications si nécessaire[108].

Complications possibles de la chirurgie de masculinisation

La chirurgie mammaire est suivie de complications dans un tiers des cas[109]. La métoïdioplastie[110] comme la phalloplastie s'exposent aux risques de mauvaise cicatrisation, d'infection, de rejet et de nécrose du lambeau ou d'infection des prothèses[111].

Le néourètre peut se rétrécir, s'infecter ou devenir le siège de diverticules. Les prothèses nécessaires à l'érection peuvent s'infecter, se rompre ou tomber en panne.

Dans la majorité des séries rapportées, la fistule urétro-cutanée est la complication urétrale la plus courante,

108. Cristofari S., Bertrand B., Leuzzi S., Rem K., Rausky J., Revol M., Atlan M., Stivala A. "Postoperative complications of male to female sex reassignment surgery: A 10-year French retrospective study." *Ann Chir Plast Esthet.* 2019 Feb.; 64(1):24-32.

109. Kääriäinen M., Salonen K., Helminen M., Karhunen-Enckell U. "Chest-wall contouring surgery in female-to-male transgender patients: A one-center retrospective analysis of applied surgical techniques and results." *Scand J Surg.* 2017 Mar.; 106(1):74-79. Epub 2016 Jun. 23.

110. Stojanovic B., Djordjevic M. L. "Updates on metoidioplasty." *Neurourol Urodyn.* 2023 Jun.; 42(5):956-962. doi: 10.1002/nau.25102. Epub 2022 Nov. 20. PMID: 36403289.

111. Briles B. L., Middleton R. Y., Celtik K. E., Crane C. N., Safir M., Santucci R. A. "Penile Prosthesis Placement by a Dedicated Transgender Surgery Unit: A Retrospective Analysis of Complications." *J Sex Med.* 2022 Apr. 1; 19(4):641-649.

dont l'incidence varie de 15 à 70 %[112]. Jeffrey B. Friedrich et ses collègues, analysant les résultats de cinquante études[113] relatives à la phalloplastie, l'estiment à près de 40 %.

Complications possibles de la chirurgie de féminisation

La vaginoplastie est suivie de complications dans plus du tiers des cas[114 115], qu'elles soient précoces ou tardives, et de nature hémorragique, esthétique ou fonctionnelle. Elles peuvent concerner toutes les parties anatomiques reconstruites : vagin, urètre, clitoris, petites et grandes lèvres. Ces complications peuvent même exceptionnellement entraîner la mort[116].

La vaginoplastie peut se compliquer de plaies du rec-

---

112. Fascelli M., Sajadi K. P., Dugi D. D., Dy GW. "Urinary symptoms after genital gender-affirming penile construction, urethral lengthening and vaginectomy." *Transl Androl Urol.* 2023 May 31 ; 12(5):932-943. doi: 10.21037/tau-22-675. Epub 2023 Mar. 1.

113. Remington A. C., Morrison S. D., Massie J. P., Crowe C. S., Shakir A., Wilson S. C., Vyas K. S. , Lee G. K., Friedrich J. B. "Outcomes after Phalloplasty: Do Transgender Patients and Multiple Urethral Procedures Carry a Higher Rate of Complication?" *Plast Reconstr Surg.* 2018 Feb. ; 141(2):220e-229e.

114. Dreher P. C., Edwards D., Hager S., Dennis M., Belkoff A., Mora J., Tarry S., Rumer K. L. "Complications of the neovagina in male-to-female transgender surgery: A systematic review and meta-analysis with discussion of management." *Clin Anat.* 2018 Mar.; 31(2):191-199. doi: 10.1002/ca.23001. Epub 2017 Nov. 10. PMID: 29057562.

115. Ferrando CA. "Vaginoplasty Complications." *Clin Plast Surg.* 2018 Jul. ; 45(3):361-368. doi: 10.1016/j.cps.2018.03.007. Epub 2018 Mar. 31. PMID: 29908624.

116. Negenborn V. L., van der Sluis W. B., Meijerink W. J. H. J., Bouman M. B. "Lethal Necrotizing Cellulitis Caused by ESBL-Producing E. Coli after Laparoscopic Intestinal Vaginoplasty." *J Pediatr Adolesc Gynecol.* 2017 Feb. ; 30(1):e19-e21. Epub 2016 Sep. 21. PMID: 27664856.

tum, de la vessie ou des voies urinaires évoluant parfois vers des fistules chroniques[117]. La fistule urétro-vaginale (1,5 % des cas) se traduit par l'évacuation d'urine par le vagin lors des mictions. Une fistule vaginorectale (1,5 % des cas) entraîne l'émission de selles par le vagin lors de la défécation et impose une réintervention.

Les hémorragies du site opératoire proviennent fréquemment des reliquats de corps spongieux derrière la muqueuse urétrale et autour du méat urinaire.

Une fièvre accompagnée d'un écoulement vaginal purulent traduit une infection vaginale (près de 10 %) ; l'association à des urines troubles révèle une infection urinaire et/ou prostatique (1,6 %).

La majorité des problèmes de cicatrisation postopératoire concerne le plancher pelvien nécessitant souvent des soins spécialisés[118]. Une rétention urinaire vésicale lors du retrait de la sonde urinaire impose une repose de la sonde dans près de 4 % des cas. La peau tapissant le néovagin peut se retourner « en doigt de gant » lors du retrait du conformateur souple.

Les suites sont parfois dominées par des douleurs et des infections urinaires. À moyen et long terme, le néovagin a tendance à se rétrécir (17,8 %) en profondeur, et en diamètre, même s'il bénéficie de pénétrations fréquentes.

117. Pansritum K., Thomrongdullaphak S., Suwajo P., "A Rectoprostatic Fascia Reinforcement Flap for Rectal Injury and Rectoneovaginal Fistula in Gender-Affirmation Surgery." *Plast Reconstr Surg.* 2022 Oct. 1 ; 150(4):909-913. Epub 2022 Aug. 4.

118. Jiang D. D., Gallagher S., Burchill L., Berli J., Dugi D 3rd. "Implementation of a Pelvic Floor Physical Therapy Program for Transgender Women Undergoing Gender-Affirming Vaginoplasty." *Obstet Gynecol.* 2019 May; 133(5):1003-1011. doi: 10.1097/AOG.0000000000003236. PMID: 30969210.

La vaginoplastie doit donc toujours être suivie de séances de dilatation régulières *à vie* à l'aide de bougies de dilatation rigides.
Le fait d'avoir un vagin tapissé de peau et non pas de muqueuse ne protège en rien contre la contraction d'infections sexuellement transmissibles : mycoses, condylomes (HPV), chlamydia, syphilis, herpès, HIV, justifiant l'utilisation des préservatifs.

Beaucoup de déceptions après une transition irréversible

Les interventions chirurgicales entraînent des mutilations irréversibles pour des résultats esthétiques souvent discutables et une fonction souvent peu satisfaisante[119] [120] [121].
Pour les femmes trans, les techniques courantes n'ont pas pleinement réussi à atteindre l'objectif idéal de reconstruction des organes génitaux qui ressemblent aux organes génitaux féminins en pleine forme et fonction (dits cis-féminins).
L'homme trans ne peut avoir d'érection qu'avec un implant pénien et un système de pompe et subit le manque de sensation tactile du néophallus.

119. De Vries, A., McGuire, T., Steensma, E., Wagenaar, T., Doreleijers, P. & Cohen-Kettenis, P. (2014). *Résultat psychologique du jeune adulte après suppression de la puberté et changement de sexe.*
120. Kerckhof M. E., Kreukels B. P. C., Nieder T. O. , Becker-Hébly I., van de Grift T. C., Staphorsius A. S., Köhler A., Heylens G., Elaut E. "Prevalence of Sexual Dysfunctions in Transgender Persons : Results from the ENIGI Follow-Up Study." *J Sex Med.* 2019 Dec. ; 16(12):2018-2029. doi : 10.1016/j.jsxm.2019.09.003. Epub 2019 Oct. 24. Erratum in : *J Sex Med.* 2020 Apr. ; 17(4):830. PMID : 31668732.
121. Bishop M. D., Morgan-Daniel J., Alappattu M. J. "Pain and Dysfunction Reported After Gender-Affirming Surgery : A Scoping Review." *Phys Ther.* 2023 Jul. 1 ; 103(7).

La peau du néovagin de la femme trans est peu sensible et le risque de rétrécissement progressif permanent.
Certains le regrettent amèrement et l'attestent. Ils parlent d' « *autoroute de la transition à sens unique* », dans laquelle on les a embarqués à toute vitesse sans tenir compte de l'avis de la famille, ni même d'un psychologue ou d'un médecin.
Comment un enfant peut-il mesurer les conséquences de la perte définitive de sa fertilité et de rapports sexuels anormaux ou au minimum insatisfaisants ? Certains voudraient revenir en arrière, on les appelle alors « les détransitionneurs »[122]. Ils n'ont pas trouvé la solution à leur mal-être, se rendent compte qu'ils se sont trompés et souvent disent avoir été trompés[123] [124].
Malheureusement pour eux, les transformations chirurgicales sont irréversibles.

Ceci justifierait en soi l'interdiction qui devrait exister de toucher à un corps d'enfant, comme l'ablation des seins actuellement autorisée à 16 ans en France avec accord des parents.
Certains, comme Chloe Cole[125] [126] aux USA ou Keira

122. https://www.marianne.net/agora/tribunes-libres/transgenrisme-de-jeunes-detransitionneurs-viennent-nous-apporter-le-recit-de-leur-parcours

123. https://fr.aleteia.org/2022/05/24/ces-enfants-qui-regrettent-leur-changement-de-sexe/

124. https://www.lefigaro.fr/actualite-france/la-detresse-de-ces-jeunes-qui-regrettent-d-avoir-voulu-changer-de-sexe-20220530

125. https://www.theblaze.com/news/detransitioner-chloe-cole-sues-hospital

126. https://nypost.com/2023/07/27/detransitioner-tells-congress-her-childhood-was-ruined-by-gender-reassignment/

Bell[127] en Grande-Bretagne, ont porté plainte en justice.

> « J'étais une fille malheureuse qui avait besoin d'aide. Au lieu de cela, j'ai été traitée comme une expérience. » « En mûrissant, j'ai reconnu que la dysphorie de genre était un symptôme de ma misère générale, et non sa cause. Cinq ans après avoir entamé ma transition médicale pour devenir un homme, j'ai commencé le processus de détransition. »[128]

Une étude réalisée par des militants suédois trans sur 2 679 personnes[129] avait prétendu qu'une transition médicale aurait un effet positif sur la qualité de vie et la santé mentale des personnes transgenres. Mais une autre étude suédoise a conclu au contraire qu'après changement de sexe, les personnes trans ont des risques considérablement plus élevés de mortalité, de comportement suicidaire et de morbidité psychiatrique que la population générale. Cette étude suggère que le changement de sexe, bien qu'il atténue la dysphorie de genre (au moins transitoirement), peut ne pas suffire comme traitement de la dystrophie de genre et devrait inspirer une amélioration des soins psychologiques et/ou psy-

127. https://tradfem.wordpress.com/2021/04/13/keira-bell-mon-corps-ne-tait-pas-le-probleme/

128. Keira Bell, racontant so n histoire sur *Persuasion*. https ://www.persuasion.community/p/keira-bell-my-story

129. Bränström R., Pachankis J. E. "Reduction in Mental Health Treatment Utilization Among Transgender Individuals After Gender-Affirming Surgeries : A Total Population Study." *Am J Psychiatry.* 2020 Aug. 1 ; 177(8):727-734 Epub 2019 Oct. 4. Erratum in : *Am J Psychiatry*. 2020 Aug 1 ; 177(8):734

chiatriques et somatiques pour ce groupe de patients[130]. En conséquence, en 2023, l'hôpital Karolinska, pionnier mondial de la chirurgie du genre, a décidé de stopper celle-ci chez les mineurs[131] en constatant l'absence de preuves de l'efficacité de ces traitements pour le bien-être des patients, et la dangerosité des effets secondaires des médicaments.

En Grande-Bretagne, le service pédiatrie de la clinique Tavistock, après avoir été pionnière dans les programmes de transition des mineurs vient d'y renoncer[132] sous la pression des autorités de santé après un audit indépendant[133]. Une psychiatre en charge de la protection des enfants avait signalé à sa hiérarchie les graves dérives de la prise en charge des enfants, et, en retour, avait été harcelée par celle-ci. Elle a finalement obtenu 20 000 livres de dommages et intérêts[134] de la clinique Tavistock.

Les articles rapportant des séries monocentriques écrits par des activistes trans, des médecins[135] et des chirur-

130. Dhejne C., Lichtenstein P., Boman M., Johansson A. L., Långström N., Landén M. "Long-term follow-up of transsexual persons undergoing sex reassignment surgery: cohort study in Sweden." *PLoS One*. 2011 Feb. 22; 6(2):e16885. doi: 10.1371/journal.pone.0016885

131. *RTS* 28 juin 2023, "La Suède freine sur la question du changement de sexe des mineurs." https://www.rts.ch/info/monde/12295658-la-suede-freine-sur-la-question-du-changement-de-sexe-des-mineurs.html

132. https://www.lavie.fr/actualite/societe/enfants-transgenres-pourquoi-la-clinique-tavistock-va-fermer-en-angleterre-83876.php

133. https://www.bbc.com/news/uk-56539466

134. https://www.genethique.org/identite-de-genre-des-dommages-et-interets-pour-une-psychiatre-en-charge-de-la-protection-des-enfants/

135. Arnoldussen M., van der Miesen A. I. R., Elzinga W. S., Alberse A. E., Popma A., Steensma T. D., de Vries A. L. C. "Self-Perception of Transgender Adolescents After Gender-Affirming Treatment: A Follow-Up Study into Young Adulthood." *LGBT Health*. 2022 May-Jun.; 9(4):238-246 Epub 2022 Apr. 26.

giens qui vivent de cette activité sont constamment élogieux[136] [137] [138] [139] [140] et plaident pour la supériorité de leur technique personnelle, mais le nombre même de ces techniques (phalloplastie à partir d'un lambeau d'avant-bras, d'abdomen, de grand dorsal ou des grandes lèvres…), l'absence de consensus sur la meilleure[141] et de

136. "Male-to-Female Gender-Affirming Surgery : 20-Year Review of Technique and Surgical Results." https://www.frontiersin.org/articles/10.3389/fsurg.2021.639430/full

137. Wiepjes C. M., Nota N. M., de Blok C. J. M., Klaver M., de Vries A. L. C., Wensing-Kruger S. A., de Jongh R. T., Bouman M. B., Steensma T. D., Cohen-Kettenis P., Gooren L. J. G., Kreukels B. P. C., den Heijer M. "The Amsterdam Cohort of Gender Dysphoria Study (1972-2015) : Trends in Prevalence, Treatment, and Regrets." *J Sex Med.* 2018 Apr. ; 15(4):582-590. Epub 2018 Feb 17.

138. Park R. H., Liu Y. T., Samuel A., Gurganus M., Gampper T. J., Corbett S. T., Shahane A., Stranix J. T. "Long-term Outcomes After Gender-Affirming Surgery : 40-Year Follow-up Study." *Ann Plast Surg.* 2022 Oct. 1 ; 89(4):431-436.

139. Papadopulos N. A., Ehrenberger B., Zavlin D., Lellé J. D., Henrich G., Kovacs L., Herschbach P., Machens H. G., Schaff J. "Quality of Life and Satisfaction in Transgender Men After Phalloplasty in a Retrospective Study." *Ann Plast Surg.* 2021 Jul. 1 ; 87(1):91-97.

140. Wu S. H., Shen B. H., Perng C. K., Wang T. H., Shih Y. C., Ma H., Wu H. Y. "Complications of free-flap procedures for phalloplasty in female-to-male transgender surgery : 25-year experience a single medical center." *J Chin Med Assoc.* 2022 Mar. 1 ; 85(3):341-345.

141. Al-Tamimi M., Pigot G. L., Elfering L., Özer M., de Haseth K., van de Grift T. C., Mullender M. G., Bouman M. B., Van der Sluis W. B. "Genital Gender-Affirming Surgery in Transgender Men in The Netherlands from 1989 to 2018: The Evolution of Surgical Care." *Plast Reconstr Surg.* 2020 Jan. ; 145(1):153e-161e

nombreuses macroanalyses[142] [143] [144] soulignant les biais considérables de ces études, prouvent que ces problèmes ne sont pas résolus.

L'examen de plus de 100 études médicales internationales de personnes transgenres opérées par l'Université de Birmingham (Arif) a conclu qu'il n'était pas possible de se prononcer sur l'efficacité des chirurgies sur la santé mentale[145] des personnes transgenres, une partie d'entre elles restant dépressives et même suicidaires après l'opération.

Globalement, les résultats ne sont habituellement pas à la hauteur des espoirs initiaux des personnes trans et font parfois l'objet de plaintes en justice[146] et de déceptions[147] qui peuvent même aggraver le risque de suicide[148]. Les témoignages de personnes regrettant leur changement de

142. Oles N., Darrach H., Landford W., Garza M., Twose C., Park C. S., Tran P., Schechter L. S., Lau B., Coon D. "Gender Affirming Surgery: A Comprehensive, Systematic Review of All Peer-reviewed Literature and Methods of Assessing Patient-centered Outcomes (Part 1: Breast/Chest, Face, and Voice)." *Ann Surg.* 2022 Jan. 1 ; 275(1):e52-e66.

143. Dunford C., Bell K., Rashid T. "Genital Reconstructive Surgery in Male to Female Transgender Patients: A Systematic Review of Primary Surgical Techniques, Complication Profiles, and Functional Outcomes from 1950 to Present Day." *Eur Urol Focus.* 2021 Mar. ; 7(2):464-471. doi: 10.1016/j.euf.2020.01.004. Epub 2020 Feb. 13.

144. Patel H., Arruarana V., Yao L., Cui X., Ray E. "Effects of hormones and hormone therapy on breast tissue in transgender patients: a concise review." *Endocrine.* 2020 Apr. ; 68(1):6-15. Epub 2020 Feb. 17.

145. "Les changements de sexe ne sont pas efficaces, disent les chercheurs." https://www.theguardian.com/society/2004/jul/30/health.mentalhealth

146. Comme Keira Bell en Grande-Bretagne. https://www.causeur.fr/keira-bell-justice-royaume-uni-transgenre-189864

147. https://www.marianne.net/agora/tribunes-libres/transgenrisme-de-jeunes-detransitionneurs-viennent-nous-apporter-le-recit-de-leur-parcours

148. https://nouveau-monde.ca/devenir-trans-mene-trop-souvent-au-suicide-informez-familles-et-candidats-pour-leur-securite/

sexe effectué à un âge précoce se multiplient dans les pays où ces procédures ont été autorisées chez les enfants[149]. Le Dr Lisa Littman a publié en 2021 les résultats d'une enquête en ligne auprès des détransitionneurs dont 40 % ont déclaré que leur dysphorie de genre était causée par un problème de santé mentale et 62 % estimaient que les professionnels de la santé n'avaient pas cherché à savoir si un traumatisme psychique était un facteur dans leurs décisions de transition[150].

Rapportons l'interrogation de ce désormais homme trans dont les seins ont été enlevés :

> [extrait]
> « J'étais obsédé par l'idée de pouvoir passer l'épreuve de sport au bac en "respirant" (c'est-à-dire sans bandage compressif de la poitrine). Après l'opération, le lycéen a désormais 16 ans, un corset postopératoire, des comprimés antidouleurs à gogo et, soudain, des questions l'assaillent. « Il y avait comme une voix bizarre en moi. Un truc qui me demandait : Est-ce que tu détruis ta vie ? Est-ce que tu détruis ton corps ? »

Pourquoi rembourser à 100 % cette chirurgie dite « esthétique »[151] ?

Les opérations de changement de sexe sont irréversibles, et entraînent une prise de traitements à vie. Mais bien

149. https://www.juristespourlenfance.com/2021/03/25/je-pensais-que-je-tais-transgenre-temoignages-de-detransitionneurs/
150. https://nypost.com/2022/06/18/detransitioned-teens-explain-why-they-regret-changing-genders/
151. Alors que les femmes complexées par une forte poitrine doivent payer cette chirurgie, qui n'est souvent pas de « confort ».

que la dysphorie de genre ne soit plus considérée comme une maladie et qu'il s'agisse donc d'une chirurgie esthétique de convenance, elle est remboursée à 100 % par la Sécurité sociale française[152], alors que les soins dentaires, les lunettes et les appareils auditifs qui soulagent des maladies ne le sont toujours pas. Pourquoi ?
On trouve des noms de chirurgiens dans les grands centres qui inspirent confiance et pratiquent la mutilation sexuelle de mineurs : comme les mastectomies souvent présentées par des euphémismes tels que **torsoplastie** ou encore *« chirurgie du haut »* ou les castrations appelées « *chirurgie du bas* » (les médecins reprenant à leur compte le vocabulaire trans).
Ces opérations sont autorisées en France avant 18 ans avec l'accord des parents et réalisées dans des cliniques privées et hôpitaux publics, à Paris et en province[153].

L'Académie de médecine avait attiré l'attention en 2022 à propos de la médicalisation de la dysphorie de genre chez les mineurs :

> « Si, en France, l'usage de bloqueurs d'hormones ou d'hormones du sexe opposé est possible avec autorisation parentale sans conditions d'âge, la plus grande réserve s'impose dans cet usage, compte tenu des effets secondaires tels que l'impact sur la croissance, la fragilisation osseuse, le risque de stérilité, les conséquences émotionnelles et intellectuelles et, pour les filles, des symptômes rappelant la ménopause. »

152. Ceci semble être une exception mondiale, en dehors de quelques États démocrates depuis la loi Biden, mais la prise en charge n'est néanmoins pas totale comme en France.
153. https://www.observatoirepetitesirene.org/

[…]
« Quant aux traitements chirurgicaux, notamment la mastectomie autorisée en France dès l'âge de 14 ans, et ceux portant sur l'appareil génital externe (vulve, pénis), il faut souligner leur caractère irréversible. »

4.
Conséquences psychologiques et psychiatriques de la pression en faveur de la transidentité

Contrairement à l'avis purement politique de l'ONU[154] qui espère ainsi diminuer les discriminations que ressentent les transsexuels, le Dr McHugh, psychiatre en chef du Johns Hopkins hospital, rappelle que le transgenrisme est un trouble mental. *Le changement de sexe est biologiquement impossible*[155].
Ces personnes nécessitent une prise en charge psychologique et les États comme la Californie, le New Jersey et le Massachusetts qui ont nié l'aspect médical du

154. « L'OMS supprime le "trouble de l'identité de genre" de sa liste de maladies, une victoire pour les transgenres » https://news.un.org/fr/story/2019/05/1044591
155. Dr McHugh, psychiatre de Johns Hopkins : « Le transgenre est un "trouble mental" ; le changement de sexe est "biologiquement impossible". https://ifamnews.com/fr/psychiatre-de-johns-hopkins-le-transgenre-est-un-trouble-mental-le-changement-de-sexe-est-biologiquement-impossible

problème et autorisé de ne plus consulter de psychiatre avant toute intervention médicale ou chirurgicale ont, en pratique, encouragé ce trouble mental. « *Je suis absolument convaincu que c'est une folie et que cela va s'effondrer rapidement* », dit le responsable Paul Mchuge, ancien directeur du département de psychiatrie du Johns Hopkins, actuellement très âgé et donc considéré comme « has been ».

Mais bien sûr, les lobbies occidentaux ont été tellement efficaces qu'il est actuellement interdit même *de penser* cela et encore plus *de l'écrire* sous peine d'être traités de transphobes[156] et trainés en justice.

Alors, regardons modestement l'avis de quelques psychiatres sur ce domaine et leurs données publiées[157].

M. Balmary, psychanalyste, écrit dans son article « Lire la différence des sexes »[158], que cette différence est constitutive de l'individu: « *L'apparition du sujet n'a lieu que dans la relation à un autre sujet différent de lui* », ajoutant que « *la différence des sexes apparaît comme le modèle premier – le paradigme – de toutes les autres situations d'altérité* ». Elle ajoute que « *la différence des sexes est une bonne affaire pour les enfants,* elle leur donne un équilibre. »

156. Comme l'est, par exemple, le chef d'État hongrois.

157. Cf. « Théorie du genre: les enfants pourraient en souffrir selon les [...] » – par Lise Caillaud, 5 mars 2014, Théorie du genre (theoriedugenre.fr): notons qu'il était encore autorisé en 2014 d'aborder ce sujet même en s'échappant de la pensée montante.

158. Marie Balmary, « Lire la différence des sexes », *Projet*, 2005/4 n° 287, p. 23-29.

Dans son livre *Sex Aequo, le quiproquo des sexes*, Jean-Paul Mialet, psychiatre et neuropsychologue, s'inquiète du mouvement d'indifférenciation des sexes :

> « Très tôt, des différences se marquent. Il ne faut pas oublier que la conscience se forme dans l'expérience des interactions du corps avec l'environnement : deux corps différents mènent à des consciences distinctes et l'on peut dire que la conscience est sexuée, comme le corps. »[159] [160]

Selon lui, la différence des sexes est fondatrice dans l'identité de chacun : on se définit par opposition à autrui et « *la différence des sexes est une altérité primordiale* ». Ce « *socle de différences* » est nécessaire à la construction de l'enfant :

> « L'enfant développera par la suite un appétit conscient de se rapprocher du camp auquel il appartient. On veut devenir comme Maman ou comme Papa. »

Et rajoutons, et non comme « parent 1 » ou « parent 2 », c'est à ce genre de raccourci qu'on mesure la folie des « hommes »[161].

La psychanalyste parisienne[162] de l'Université Descartes, Catherine Chabert, a une opinion proche de son confrère

159. http://leplus.nouvelobs.com/contribution/204206-la-difference-entre-hommes-et-femmes-est-elle-une-question-d-education.html
160. http://www.lexpress.fr/culture/livre/jean-paul-mialet-et-sa-vision-a-contre-courant-des-differences-hommes-femmes_980947.html
161. Qui, en français normal académique, englobe hommes et femmes !
162. Auteur de *L'amour de la différence* (PUF, 2011).

et plaide pour le respect des différences, riche de repères. Pour elle, et contrairement aux idées reçues et à la pensée unique :

> « La différence des sexes favorise le lien social. Au contraire, l'uniformité et l'identique conduiraient à un narcissisme délétère pour le vivre-ensemble. »

Elle revient sur l'obsession de la gauche du bien qui se croit bien-pensante, l'égalité. Mais à force de vouloir gommer les différences, ces idéologues en ont créé de nombreuses, à la pelle, dont on aura bien du mal à sortir. La psychiatre aimerait faire comprendre à la population que :

> « L'égalité n'a rien à voir avec le fait d'être identique [...] Il est très important que les différences fondamentales entre les hommes et les femmes, comme entre les pères et les mères, soient marquées. La différence permet de chercher ailleurs ce que l'un n'a pas donné mais qu'un autre peut offrir, elle admet l'écart et la déception, elle combat les excès délétères de l'idéalisation. »

Un autre docteur en psychologie, le Dr Sax[163], a des avis concordants avec ses collègues :

> « Pour ce qui est des enfants, la différence des sexes est nécessaire et constitutive de l'identité de chacun : "en occultant ces distinctions entre sexes, on nuit à l'enfant. Chez lui comme

163. Lire *Pourquoi les garçons perdent pied et les filles se mettent en danger*, du Dr Leonard Sax (Marabout, 2015) sur les différences entre fille et garçon, notamment en milieu scolaire.

à l'école, il se sent incompris, laissé en plan, sommé de se débrouiller seul". »[164]

Cette dernière remarque est très importante car source de dépression, isolement, mal-être qui ne tardera pas. Vu la tendance actuelle à interpréter toute malaise comme « dysphorie de genre » alors que l'enfant est simplement abandonné au nom des modes, devenues oukases, actuelles. On peut imaginer que le lot de souffrances complémentaires induites par l'isolement lié à l'absurde et inutile confinement n'a pu qu'aggraver la situation précaire de ces enfants, collés à leur écran, seul contact autorisé et… favorisé avec les lobbies de TikTok ou autres au pouvoir.
Entre autres, une expérience racontée par le Dr Sax sur les stéréotypes qui prétendument ne seraient que pure construction sociale. Il relate l'expérience de chercheurs à l'Université de Yale :

> « Ceux-ci ont disposé camions et poupées devant des petits singes, primates qui ignorent le signifiant masculin ou féminin de ces objets ; "or, une large majorité des mâles a choisi les camions". Eh oui. »

On rétorquera que nous ne sommes pas des singes. Pourtant, les générations des quarantenaires et un peu plus ont bien intégré que les attirances de jeux sont construites par la société… Elles se trompent.

---

164. http://www.lexpress.fr/actualite/societe/nier-ce-qui-distingue-les-sexes-nuit-a-l-enfant_1314273.html

5.
Les traitements pour changement de sexe ne protègent pas les trans du suicide

Un des principaux arguments donnés aux parents pour leur faire accepter le désir de transition de leur enfant est qu'ils éviteront ainsi son suicide. Ce n'est qu'un mensonge grave de conséquences comme le démontrent les données (déjà rappelées) de la clinique de traitement de la dysphorie de genre d'Amsterdam qui constate une mortalité globale de leurs patients traités doublée de celle des non-trans et un risque de suicide « *qui n'a pas augmenté* » après cinq décennies de traitement.

La tendance suicidaire des transgenres est élevée, quel que soit le pays où vivent ces personnes

En Grande-Bretagne, l'étude de Biley[165] portant sur 889 trans révèle une prévalence à vie de 84 % d'idées suici-

165. Bailey, L., Ellis, S., et McNeil, J. (2014). "Suicide risk in the UK trans population and the role of gender transitioning in decreasing suicidal ideation and suicide attempt." *Mental Health Review Journal*, 19(4), pages 209 à 220. http://doi.org/10.1108/MHRJ-05-2014-0015

daires et de 48 % de tentatives de suicide. En Ontario[166], au cours d'une seule année, 35,1 % des trans ont sérieusement envisagé de se suicider et 11,2 % sont passés à l'acte.

En Thaïlande[167], sur 411 LGBTQ+, 39 % des participants à l'enquête ont déclaré avoir eu des idées suicidaires au cours de leur vie, 19,0 % des idées suicidaires au cours des douze derniers mois et 13,1 % des tentatives de suicide au cours de leur vie.

L'étude nord-américaine d'Austin[168] indique que 82 % des personnes transgenres ont ressenti des envies de suicide et 40 % ont tenté de se suicider, la tendance suicidaire étant la plus élevée chez les jeunes. Le projet Trevor[169] étudiant le vécu de près 35 000 LGBTQ+ américains âgés de 13 à 24 ans confirme ces taux exorbitants de suicide, et tente de déterminer ce qui pourrait les diminuer.

L'étude espagnole d'Elena García-Vega[170] évalue à 48,3 %

166. Bauer, G., Schiem, A., Travers, R. et Hammond, R. (2015b). "Intervenable factors associated with suicide risk in transgender persons : A respondent driven suicide risk sampling study in Ontario, Canada." *BMC Public Health.* doi : 10.1186/s12889-015-1867-2 http ://doi. org/10.1186/s12889-015-1867-2

167. Kittiteerasack P., Matthews A. K., Steffen A., Corte C., McCreary L. L., Bostwick W., Park C., Johnson T. P. "The influence of minority stress on indicators of suicidality among lesbian, gay, bisexual and transgender adults in Thailand." *J Psychiatr Ment Health Nurs.* 2021 Aug. ; 28(4):656-669. doi : 10.1111/jpm.12713. Epub 2020 Dec. 1. PMID : 33190351.

168. Austin A., Craig S. L., D'Souza S., McInroy L. B. "Suicidality Among Transgender Youth : Elucidating the Role of Interpersonal Risk Factors." *J Interpers Violence.* 2022 Mar. ; 37(5-6):NP2696-NP2718. Epub 2020 Apr. 29.

169. https://www.thetrevorproject.org/resources/article/facts-about-lgbtq-youth-suicide/

170. García-Vega E., Camero A., Fernández M., Villaverde A. "Suicidal ideation and suicide attempts in persons with gender dysphoria." *Psicothema.* 2018 Aug. ; 30(3):283-288. doi : 10.7334/psicothema2017.438. https://pubmed.ncbi.nlm.nih.gov/30009750/

les pensées suicidaires et à 23,8 % les passages à l'acte.

Globalement, les transsexuels souffrent d'une tendance suicidaire 4 à 6 fois plus élevée que les autres minorités sexuelles (homosexuels, lesbiennes et bisexuels) et 10 à 20 fois plus forte que les hétérosexuels.

Proportion of Adults Who Have Attempted Suicide

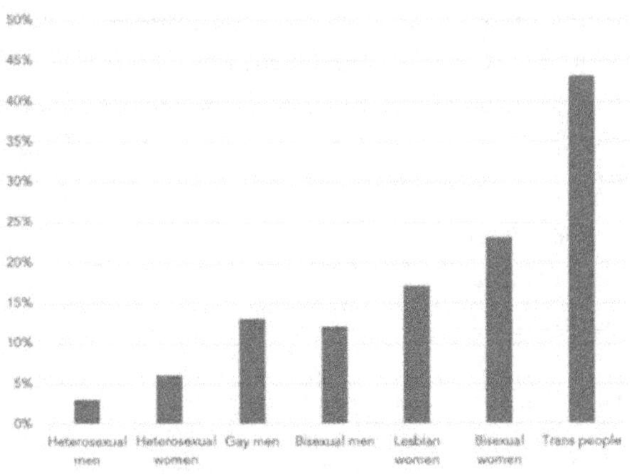

Source: "A systematic review and meta-analysis of disparities in the prevalence of suicide ideation and attempt among bisexual populations," Archives of Sexual Behavior, 2019; "Suicidality among trans people in Ontario: implications for social work and social justice," Service Social, 2013.

Ce risque suicidaire très élevé des transsexuels, comme la fréquence des automutilations et l'usage de drogues, constitue un problème sanitaire sérieux, qu'il importe de prendre en compte pour une réponse la plus adaptée possible.

Les droits dérogatoires des transsexuels

Dans une tentative de victimisation classique des minorités, les activismes trans prétendent que ces suicides ne seraient liés, ni à leur état psychologique particulier, ni à leur orientation sexuelle, ni à leur identité de genre, mais seulement au stress minoritaire et à la maltraitance sociétale qu'ils ressentent.

Cela leur a permis d'obtenir des droits particuliers souvent considérables comme la possibilité de changer leur prénom et leur sexe sur leur carte d'identité sur simple déclaration de genre, d'accuser de transphobie et de poursuivre en justice ceux qui les appellent par leur prénom de naissance, d'emprunter les toilettes et les vestiaires réservés normalement à l'autre sexe, de faire de la propagande trans à l'école[171], de bénéficier d'un « *meilleur accueil des demandeurs d'asile et réfugiés LGBTQ+ sur notre territoire* »[172] et d'une surreprésentation dans les médias[173], les films[174], les séries télévisuelles[175], les publicités[176] [177], dans les écoles[178] [179] et

171. https://habilomedias.ca/sites/default/files/lesson-plans/lecon_representations_transgenres.pdf

172. https://www.egalite-femmes-hommes.gouv.fr/droits-lgbt-et-relations-internationales

173. Selon l'association des journalistes lesbiennes, gays, bis, trans et intersexes, *les transidentités sont « enfin perçues comme un sujet d'actualité à part entière ».* https://www.radiofrance.fr/franceinter/podcasts/la-chronique-mediatique/la-chronique-mediatique-de-cyril-lacarriere-du-mardi-04-avril-2023-2111093

174. https://www.senscritique.com/liste/Courts_metrages_LGBT/879836

175. https://www.rtl.fr/actu/debats-societe/avec-les-series-tele-les-transgenres-gagnent-en-visibilite-7778982296

176. http://fastncurious.fr/2016/11/21/14341/

177. https://www.radiofrance.fr/franceinter/promue-par-une-influenceuse-transgenre-une-biere-budweiser-boycottee-par-les-conservateurs-americains-3691015

178. https://www.revuedesdeuxmondes.fr/ecole-trans-education-nationale/

179. https://www.famillechretienne.fr/40529/article/polemique-apres-la-tenue-dun-atelier-de-propagande-trans-a-lecole-alsacienne

certains parcs d'attractions[180] afin de banaliser leur état. Pourtant, la discrimination dont ils souffrent n'est guère différente de celles qui frappent toutes les autres minorités sexuelles qui ne disposent pas de ces droits dérogatoires et qui se suicident 4 à 6 fois moins. Cette victimisation organisée par les lobbies et les associations trans ne peut que les enfermer dans ce statut douloureux et en aucun cas les aider à les sortir de leurs problèmes métaphysiques.

Possibles raisons de ce taux très élevé de suicides chez les trans

Le suicide des trans pourrait être lié en partie à leur situation extrêmement minoritaire (le stress minoritaire). Le nombre d'adultes de plus de 45 ans qui se déclarent transgenres est resté stable dans les dernières décennies. Aux USA, pays où ils sont les plus nombreux, ils représentent 0,6 % des personnes âgées de 13 ans et plus, dont 38,5 % se déclarent femmes transgenres, 35,9 % hommes transgenres et 25,6 % genre non conforme.

Le pourcentage de trans diminue rapidement avec l'âge, passant de 1,43 % chez les 13-17 ans à 0,45 % chez les 25-45 ans et 0,32 % chez les 65 ans et plus. L'expérience de la vie amène donc plus de 80 % des adolescents ceux qui se croyaient trans à réaliser à l'âge adulte qu'ils ne l'étaient pas et à se reconnaitre, majoritairement, homo ou bisexuels.

Ce « stress minoritaire » n'est certainement pas la cause

180. Le 28 mars 2022, la présidente du groupe Disney, Karey Burke, a indiqué qu'elle souhaitait « plus de personnages LGBTQ+ et issus de minorités raciales dans les rôles principaux des productions du studio » (jusqu'à 50 % des intervenants) et des intrigues amoureuses entre personnages de même genre.

principale du risque suicidaire des trans car les autres minorités sexuelles (gays, lesbiennes, bi) qui y sont tout autant exposées se suicident beaucoup moins.

De plus, on ne peut guère agir sur ce stress minoritaire sinon en aidant par des soins psychologiques les trans à accepter d'être une infime minorité, à s'accepter eux-mêmes, leur apprendre à ne pas s'isoler des autres, à abandonner leur attitude victimaire, à ne pas voir partout de la transphobie qu'ils devraient dénoncer, et cesser de poursuivre en justice tout non trans qui parle de leur problème. Les autres minorités sexuelles l'ont compris depuis longtemps et cela explique certainement leur bien meilleure intégration et leur moindre mal-être.

Le suicide des trans traduit leur mal-être intrinsèque qu'atteste la proportion de personnes présentant des troubles psychiatriques 6 fois plus élevée chez les personnes transgenres (42,9 %) que dans le reste de la population (7,1 %) dans une étude danoise[181] : plus grande fréquence de déficit de l'attention, de troubles de l'alimentation ou d'autisme. Ces troubles qu'ils ont ressentis dès leur jeunesse ont souvent été attribués à tort, à une dysphorie de genre par l'environnement médical et social très orienté en cette période et non pris en charge de fait.

L'adolescence et ses transformations corporelles suscitent des interrogations légitimes, des inquiétudes, voire des angoisses chez beaucoup d'enfants tout particulièrement à propos du sexe et singulièrement de leurs organes sexuels. À cet âge, on est davantage crédule et, s'ils sont

181. Erlangsen A., Jacobsen A. L., Ranning A., Delamare A. L., Nordentoft M., Frisch M. "Transgender Identity and Suicide Attempts and Mortality in Denmark." *JAMA*. 2023; 329(24):2145–2153. doi:10.1001/jama.2023.8627

au contact de prosélytes trans à l'école ou sur Internet ou s'ils consultent des marchands de traitements, ceux-ci peuvent les persuader que ce serait leur identité sexuelle qui les perturbe et qu'ils devraient en changer, les exposant alors à subir des traitements hormonaux à vie et des interventions chirurgicales mutilantes irréversibles.
Les influenceurs[182] des réseaux sociaux et les groupes de personnes en souffrance semblent jouer un grand rôle dans « l'épidémie actuelle » de jeunes qui se retrouvent brutalement d'un jour à l'autre trois ou quatre trans dans une même classe[183].

Le mal-être des trans est aussi fortement lié à leur isolement auto-entretenu

Se sentir, et encore plus se revendiquer trans, rend les contacts avec les autres moins souhaités, plus difficiles et plus rares. Or, nous sommes des êtres d'émotions[184] plus que des êtres rationnels ou réfléchis. Le contact avec les autres, comme la vie en couple, améliore notre humeur, nous apaise, diminue le stress et le risque de suicide, relâche des tensions, et conforte le sentiment d'être compris et accepté. Se sentir différent dissuade souvent le trans d'aller vers les autres, de bénéficier de ces contacts, l'enferme dans la communauté trans et le conduit ainsi à ruminer sa condition, aggravant la dépression et le risque de suicide.
Un sondage sur la satisfaction de vivre réalisé par BMC

182. Y compris sollicités par les idéologues et/ou par les marchands d'interventions bien lucratives.

183. *Mauvais genre – une épidémie mondiale*, le premier documentaire critique de l'idéologie du genre.

184. Les médias et les pouvoirs l'ont bien compris !

Public Health montre que seulement 7,4 % des transgenres binaires s'estiment satisfaits contre 17,9 % des transgenres non binaires, 38 % des femmes et 40,6 % des hommes, confirmant le mal vivre considérable des trans.

Le mal-vivre des transgenres est aggravé par les complications et les résultats souvent décevants des médicaments et de la chirurgie

Dans un premier temps, l'affirmation de son genre trans peut procurer à l'individu un soulagement car il intègre alors une communauté qui le comprend. Mais la transformation physique transsexuelle longue, compliquée et chère[185] constitue un véritable chemin de croix qui questionne le bien-fondé de la démarche.

Elle nécessite des traitements hormonaux à vie, exposant, comme tout traitement, à des complications[186]. Bloquer la testostérone peut induire une ostéoporose (et ses risques de fractures), des problèmes cardiovasculaires, et aggraver la dépression, augmentant chez certains patients, le risque suicidaire. Inversement, les hormones virilisantes peuvent, quant à elles, favoriser un état d'excitation pathologique ou un épisode psychotique[187].

Les nombreuses interventions chirurgicales entraînent des mutilations irréversibles pour des résultats esthétiques parfois discutables et une fonction souvent très éloignée

185. La prise en charge à 100 % par la Sécurité sociale des couts de réassignation sexuelle hormono-chirurgicale en France est une exception mondiale difficile à justifier, puisqu'on admet qu'il ne s'agit pas d'une maladie.

186. Cf. chapitre dédié.

187. « Il faut bannir traitements hormonaux et bloqueurs de puberté, à visée transgenre chez les mineurs » – Docteur Nicole Delépine (nicoledelepine.fr)

des espoirs qu'elles suscitaient. Rappelons les souffrances de l'homme trans qui ne peut avoir d'érection qu'avec un système de pompe, et le manque de sensation tactile de son néophallus. La femme trans est souvent dépitée par la peau de son néovagin insensible et sèche, et le risque de rétrécissement progressif qui lui impose l'utilisation de dilatateurs vaginaux pour le reste de la vie.

Globalement, les résultats sont habituellement inférieurs aux espoirs et la déception qui en résulte fréquemment peut aggraver la dépression et l'envie de suicide. Les témoignages de personnes regrettant leur changement de sexe effectué à un âge précoce se multiplient dans les pays où ces procédures ont été autorisées.

Charlie Evans, journaliste scientifique britannique a créé en 2019 le « Detransition Advocacy Network » qui a reçu en l'espace de trois mois, plus de 300 messages de jeunes qui regrettaient leur transition.

Une macro-analyse de plus de 100 études médicales internationales de personnes transgenres opérées par l'Université de Birmingham a conclu qu'il n'était pas possible de se prononcer sur l'efficacité des chirurgies sur la santé mentale des personnes transgenres, une partie d'entre elles restant dépressive et même suicidaire après l'opération.

Comment diminuer le risque de suicide des jeunes croyant souffrir de dysphorie de genre ?

Pour les aider, il faut d'abord les rassurer en leur expliquant que leurs inquiétudes sur les questions sexuelles sont fréquentes à leur âge et qu'elles disparaissent dans plus de 80 % des cas à l'âge adulte.

Leur rappeler que les parents, ou d'autres membres de la famille, fratries, grands-parents, les aiment et qu'ils sont là pour les aider quels que soient leurs problèmes.
Si les angoisses persistent, il convient de les adresser à un psychologue neutre (ni anti, ni pro-trans, et osant ne pas se soumettre à la doxa trans-affirmative dominante).
Les audits de l'institut Karolinska de Stockholm[188] ou de la clinique Tavistock de Birmingham[189] ont en effet montré que les services spécialisés vers lesquels sont orientés automatiquement les enfants susceptibles d'être atteints de dysphorie de genre sont habituellement tenus par des idéologues de la théorie du genre trop facilement enclins à confirmer le diagnostic de dysphorie, sans examen médical, ni psychiatrique sérieux, et à organiser en urgence les prises en charge thérapeutiques (traitement hormonal puis chirurgical...). Il faut absolument chercher des intervenants objectifs, non partisans « non spécialisés » et refuser la notion d'urgence. Au contraire, des décisions aussi graves devraient être soigneusement muries. Mais *business is business!*
Et en cas de persistance du désir de transformation, il faut les informer objectivement des modalités et de la durée des traitements médicaux, et de la lourdeur et du caractère irréversible de la chirurgie. Savoir que l'on sera de fait transformé en malade à vie nécessitant des traitements hormonaux et un suivi médical jusqu'à la fin de la vie et accepter de sacrifier sa fertilité, est une étape

188. https://www.ieb-eib.org/fr/actualite/statut-du-corps-humain/genre-et-sexualite/dysphorie-de-genre-la-suede-remet-en-question-les-traitements-hormonaux-sur-adolescents-2030.html?backto=bulletin
189. https://www.courrierinternational.com/article/transidentite-la-clinique-tavistock-recit-d-un-scandale-medical-britannique

difficile mais indispensable pour que le « patient » ne soit pas déçu secondairement par la découverte de la réalité. L'amour des proches, l'information complète sans tabou des adolescents et la prise en charge si besoin par un psychologue non partisan constituent la meilleure prévention des angoisses des adolescents, des délires de la propagande transsexuelle dominante et permet de diminuer le risque considérable de suicide qui menace les personnes transgenres.

6.
Trans et sport, inclusion ou équité ?

Ce chapitre aborde un problème brûlant d'actualité marqué par des prises de position parfois passionnées. Aussi, nous nous concentrerons sur les faits, les faits indiscutables ne citant les opinions de certains acteurs qu'à titre de témoignage.

Rappel de quelques faits biologiques

Toutes les espèces vivantes évoluées sont sexuées, car ce mode de reproduction permet un brassage des chromosomes à chaque génération et confère ainsi de bien meilleures capacités d'adaptation aux modifications éventuelles de l'environnement. Le sexe est déterminé lors de la fécondation par la loterie génétique qui attribue à l'embryon deux chromosomes sexuels formant son caryotype la paire XX (caryotype féminin) ou la paire XY (caryotype masculin) en même temps qu'elle détermine son caractère unique (nous sommes tous uniques, tous différents).

Le caryotype dirige l'élaboration du phénotype, ensemble des caractères anatomiques, morphologiques et physiologiques des individus.

À l'adolescence, la sécrétion des hormones et tout particulièrement la testostérone accentue les différences sexuelles. Chez l'individu de sexe masculin, les développements squelettiques et musculaires conduisent à une inégalité de force physique entre hommes et femmes[190]. Les femmes présentent des épaules moins larges, un poids moyen et une capacité pulmonaire plus faible, une taille moyenne plus petite (d'environ 10 %) et un taux d'hémoglobine plus bas. Leur cœur est plus petit (-15 % en moyenne : 250 grammes versus 300), leur fréquence cardiaque moyenne significativement plus élevée et leurs fonctions cardiaques atteignent plus rapidement leur maximum lors d'un effort.

Comparaison des records du monde des femmes et des hommes

Cette musculation plus développée chez l'homme explique des performances sportives supérieures et la nécessité de séparer les hommes et les femmes lors des compétitions régionales, nationales ou internationales. Filles et garçons sont égaux en termes de capacité sportive avant la puberté. Au-delà, des études montrent que les femmes seraient plus endurantes, plus souples, et les hommes plus rapides et plus forts. Les hormones fémi-

190. Bassett A. J., Ahlmen A., Rosendorf J. M., Romeo A. A., Erickson B. J., Bishop M. E. "The Biology of Sex and Sport." *JBJS Rev.* 2020 Mar. ; 8(3):e0140. doi : 10.2106/JBJS.RVW.19.00140. PMID : 32224635.

nines favorisent la laxité articulaire et musculaire. Plus important en milieu de cycle ou pendant la grossesse lorsque le taux d'œstrogènes est le plus élevé. La stratégie serait mieux développée chez la femme moins fonceuse, plus réfléchie et capable de réfléchir avant d'agir.

La comparaison des records mondiaux des hommes et des femmes l'illustre avec une supériorité de 10 % à 20 % des hommes dans toutes les disciplines sauf en gymnastique et en natation synchronisée, dite natation artistique qui sont plutôt proches de la danse dans laquelle la souplesse, l'agilité et la coordination importent plus que la puissance musculaire.

Voici quelques exemples de records mondiaux comparés (homme/femme) : lancer de javelot (94 m/72 m), 50 m nage libre (46 s/51 s), sprint de 100 m (9"58/10"49), lancer de poids (23,37 m/22,63 m), course de 200 mètres (19,19 s/21,34 s), 400 m (43"03/47"60), lever de poids (488 kg/332 kg), marathon (42 km) (2 h 1 min 9 s/2 h 14 min 4 s), (1 500 m : 3 min 26/3 min 50), (5 000 m : 12 min 37 35/14 min 11 15), saut en hauteur (2 m 45/2 m 09), saut en longueur (8,95 m/7 m 52).
À noter que dans la plupart des sports, la recherche de la légèreté (recherche d'un poids minimal) peut nuire à la puissance et donc finalement aux résultats. Les finalistes des championnats mondiaux d'athlétisme de Budapest en août 2023 l'ont une nouvelle fois démontré singulièrement sur la course à pied et sur les sauts en hauteur. En tennis, Serena Williams reconnait qu'« e*lle perdrait 6-0, 6-0 en cinq minutes face à Andy Murray* ».

Ces grandes différences de performances démentent l'idéologie du genre qui veut faire croire que le sexe serait un « construit social », qu'on pourrait en changer selon son bon plaisir. Elles justifient de séparer hommes et femmes lors des compétitions sportives de haut niveau[191].

Comparaison des capacités physiques des femmes trans (nées hommes) aux femmes cis (nées et restées femmes)

Contrairement à ce qu'affirment les militants trans[192] [193] [194] dans des médias grand public, sans citer d'étude scientifique sérieuse publiée par des revues médicales à comité de lecture, un homme qui s'affirme femme trans, même s'il se bourre d'œstrogènes et a un faible taux de testostérone, conserve des épaules plus larges, une masse musculaire, une capacité respiratoire supérieure et un cœur plus résistant qui rendent inéquitable la

191. Millard-Stafford M., Swanson A. E., Wittbrodt M. T. "Nature Versus Nurture: Have Performance Gaps Between Men and Women Reached an Asymptote?" *Int J Sports Physiol Perform.* 2018 Apr. 1 ; 13(4):530-535. doi: 10.1123/ijspp.2017-0866. Epub 2018 May 14. PMID: 29466055.

192. https://www.slate.fr/story/232511/femmes-trans-ont-elles-avantage-competitions-sportives

193. https://toutesdesfemmes.fr/ressources/faq-sport-trans/

194. https://www.liberation.fr/sports/sportives-trans-lavantage-physique-cliche-sans-preuves-20230518_OXJ6QYJYWZBIFEES6SLHWDS66M/

compétition avec les femmes de naissance[195] [196] [197] [198] [199]. Le Dr Timothy Roberts, professeur agrégé à l'Université du Missouri-Kansas City, a constaté que les femmes trans qui avaient suivi une hormonothérapie pendant un an continuaient de surpasser les femmes cisgenres, et, bien que l'écart diminue après deux ans, les femmes trans (donc hommes de naissance) couraient encore 12 % plus vite que les femmes de naissance[200].

L. A. M. Alvares et ses coauteurs ont observé en 2022 que, même après plus de dix ans d'hormonothérapie, la capacité et la force cœur-poumons des femmes trans-

---

195. Hilton E. N., Lundberg T. R. "Transgender Women in the Female Category of Sport : Perspectives on Testosterone Suppression and Performance Advantage." *Sports Med.* 2021 Feb. ; 51(2):199-214. doi : 10.1007/s40279-020-01389-3. Erratum in : Sports Med. 2021 Oct ; 51(10):2235. 503.

196. Knox T., Anderson L. C., Heather A. Transwomen in elite sport : scientific and ethical considerations. J Med Ethics. 2019 Jun ; 45(6):395-403. doi : 10.1136/medethics-2018-105208. Epub 2019 Jun 19.

197. Hirschberg A. L., Elings Knutsson J., Helge T., Godhe M., Ekblom M., Bermon S., Ekblom B. "Effects of moderately increased testosterone concentration on physical performance in young women : a double blind, randomised, placebo controlled study." *Br J Sports Med.* 2020 May ; 54(10):599-604. doi : 10.1136/bjsports-2018-100525. Epub 2019 Oct. 15. PMID : 31615775.

198. Alvares L. A. M., Santos M. R., Souza F. R., Santos L. M., Mendonça B. B., Costa E. M. F., Alves M. J. N. N., "Domenice S. Cardiopulmonary capacity and muscle strength in transgender women on long-term gender-affirming hormone therapy : a cross-sectional study." *Br J Sports Med.* 2022 Nov. ; 56(22):1292-1298. doi : 10.1136/bjsports-2021-105400. Epub 2022 Oct. 4. Erratum in : *Br J Sports Med.* 2023 Feb. ; 57(4):e2.

199. Senefeld J. W., Hunter S. K., Coleman D., Joyner M. J. "Case Studies in Physiology : Male to female transgender swimmer in college athletics." *J Appl Physiol* (1985). 2023 Apr. 1 ; 134(4):1032-1037. doi : 10.1152/japplphysiol.00751.2022. Epub 2023 Mar. 17. PMID : 36927141 ; PMCID : PMC10110692.

200. https://www.dw.com/en/fact-check-do-trans-athletes-have-an-advantage-in-elite-sport/a-58583988

genres (nées hommes) dépassent celles de leurs homologues cisgenres[201], d'où une inégalité de fait contraire aux espoirs de l'égalité de tous recherchée, voire affirmée par les lobbies LGBTQ+.

Joanna Harper, physicienne médicale à l'Université britannique de Loughborough et elle-même athlète transsexuelle a reconnu : « *Les femmes trans vont avoir des avantages de force même après une hormonothérapie. Je ne vois pas cela comme autre chose que factuel.* »[202]

En 2019, alors que le CIO[203] incluait les femmes trans dans les compétitions sportives de haut niveau sous réserve d'un taux de testostérone bas, T. Knox, L. C. Anderson et A. Bruyère concluaient leur étude par l'affirmation : « *L'avantage accordé aux femmes transgenres par les directives du CIO est une injustice intolérable.* »[204]

La comparaison des résultats récents des femmes de naissance et des hommes déclarés femmes trans confirme amplement l'avantage physiologique que conservent ces dernières dans les compétitions de haut niveau.

---

201. A. Lam, S. Souza, Santos L. M., Mendonça B. B., Costa E. M. F., Alves M. J. N. N., Domenice S. "Cardiopulmonary capacity and muscle strength in transgender women on long-term gender-affirming hormone therapy : a cross-sectional study." *Br J Sports Med.* 2022 Nov. ; 56(22):1292-1298. doi : 10.1136/bjsports-2021-105400. Epub 2022 Oct. 4.

202. Harper J., O'Donnell E., Sorouri Khorashad B., McDermott H., Witcomb G. L. "How does hormone transition in transgender women change body composition, muscle strength and haemoglobin ? Systematic review with a focus on the implications for sport participation." *Br J Sports Med.* 2021 Aug. ; 55(15):865-872. doi : 10.1136/bjsports-2020-103106. Epub 2021 Mar. 1.

203. Comité international olympique.

204. Knox T., Anderson L. C., Heather A., "Les femmes trans dans le sport d'élite : considérations scientifiques et éthiques." *Journal d'éthique médicale* 2019 ; 45 : 395-403.

Quelques exemples du match inégal entre femmes de naissance dites cis, et femmes trans

En natation

William Thomas était un nageur de niveau moyen qui n'avait jamais affolé les chronos lors des compétitions universitaires et se classait 462e lorsqu'il concourait comme homme. Après s'être déclaré femme transgenre, devenant Lia Thomas, il a battu le record de natation féminine de l'Université de Pennsylvanie.
Et lorsque des femmes ont protesté, il les a accusées d'être transphobes, s'attirant alors des remarques plus acerbes comme celles de Riley Gaines, nageuse du Kentucky, qui avait fait match nul avec lui lors de l'épreuve du 200 mètres nage libre féminin aux championnats NCAA.

> « Cette prise de position est égoïste et montre un mépris total pour les femmes. Lia Thomas n'est pas une femme courageuse qui a GAGNÉ un titre national. C'est un tricheur arrogant qui a VOLÉ un titre national à une femme travailleuse et méritante. »

Caitlyn Jenner, ancienne championne olympique transgenre, a qualifié cette participation de Lia Thomas dans une compétition féminine comme « *l'une des plus dures, des plus difficiles… L'une des pires choses qui soit arrivée à la communauté trans.* »[205] « *Ce n'est pas juste. Et nous devons protéger aussi le sport féminin dans les écoles.* »

205. https://www.breizh-info.com/2023/03/30/217643/les-trans-sexuels-enfin-interdits-dans-les-competitions-feminines-quelques-avancees/

En cyclisme aussi, les hommes qui se déclarent femmes trans ont facilement accumulé les victoires dans les compétitions féminines en établissant souvent de nouveaux records.
En Nouvelle-Zélande, une femme trans a pulvérisé le record national féminin de mountain bike lors du championnat à Wanaka. À Manchester (Grande-Bretagne), Rachel McKinnon a battu le record mondial féminin des 35-39 ans lors des Masters Track Cycling World Championships (2019).
Aux USA, Austin Killips, qui n'avait jamais atteint le niveau élite avant de se déclarer trans et concourir contre des femmes, a obtenu ainsi la 3e place lors de la Women Pro Race du Really Rad Festival of Cyclocross et gagné la Verge Northampton International Cyclocross du Massachusetts.
Lesley Mumford, qui déclara sa transition en 2017, a gagné la course des 100 miles dans la catégorie des 40 à 49 ans. Mais sur le podium, il se retrouva seul, les femmes qu'il avait battues refusant de siéger à côté d'un homme.
Tiffany Thomas a de même largement dominé la course cycliste à New York contre ses concurrentes femmes.

En athlétisme, les épreuves de haut niveau ont consacré la domination des femmes transgenres (nées hommes) sur les concurrentes nées et restées femmes.
L'exemple d'Halba Diouf qui, en se « déclarant » femme, est passée de la 980e place nationale homme à la 58e place mondiale femme, est démonstratif.
La Sud-Africaine Caster Semenya, née homme, est devenue après sa transition triple championne « féminine »

du monde du 800 m. Entre 2017 et 2020, deux femmes transgenres, donc nées hommes, ont battu 17 records féminins privant les concurrentes nées et restées femmes de 15 titres et de 85 opportunités de progression sportive. Trois de ces femmes, Smith Selina Soule, Chelsea Mitchell et Ashley Nicoletti s'estimant lésées par le règlement du Connecticut Interscholastic Athletic Conference ont porté plainte. Celle-ci a été rejetée en première instance, les juges estimant qu'elles se comportaient en « *mauvaises perdantes* ». L'appel est en cours.

En haltérophilie aussi, le match entre les femmes trans et les femmes de naissance est inéquitable : Anne Andres, haltérophile masculin s'identifiant comme une « femme », a établi un nouveau record national féminin lors d'un championnat à Brandon, au Manitoba en battant de 95 kg le record précédent.

Autoriser les femmes trans à concourir avec les sportives nées femmes est contraire au féminisme et à l'équité sportive

À l'approche des Jeux olympiques de 2024, la question de la participation des athlètes transgenres aux compétitions féminines devient de plus en plus prégnante. Soixante ans de lutte féministe risquent de se conclure par le sacre d'hommes drapés en arc-en-ciel sur les podiums destinés aux femmes.

Le Comité international olympique a décidé de ne pas statuer sur ce sujet jusqu'à présent, laissant les fédérations internationales mener chacune leur propre politique, et établir leurs règles pour accepter ou refuser des athlètes trans en compétition.

La première compétition qui a commencé dès maintenant en 2023, est celle de la course à la plus grande discrimination : celles qui sont nées femmes, avec les capacités physiques que la nature leur a données, contre ceux qui nés hommes se disent femmes, mais sont restés mâles par leur sexe, leur taille, une partie de leur musculature, leur cœur et leurs poumons et de fait par leurs chromosomes. Les biologistes neutres ne cessent d'expliquer et de répéter qu'on ne peut changer de sexe. La propagande manipulatrice ne peut changer le réel, mais seulement le nier.

La déclaration récente[206] de la ministre des Sports Amélie Oudéa-Castéra, interrogée sur la décision de la Fédération internationale d'athlétisme (FIA) d'exclure les transgenres des compétitions féminines, est typique du « en même temps » cher au président : « *Tout le monde n'est pas sur cette ligne-là. Le progrès scientifique va éclairer la décision de ces acteur*s », ajoutant : « *C'est un sujet difficile et évolutif dans lequel on doit naviguer entre deux exigences, inclusion et respect de l'équité sportive.* »

Inclure des hommes de naissance dans les compétitions sportives féminines parce qu'ils s'affirment femmes et ont tenté une modification hormonale, lèse gravement le respect de l'égalité femmes/hommes et l'équité et les droits des sportives de haut niveau.

Marguerite Stern, militante féministe[207] de longue date,

---

206. Sur la chaîne France Info.

207. Jeune encore, née en 1990, ancienne FEMEN, à l'origine des collages contre les féminicides.

a résumé la question dans une tribune de *Marianne*[208] et dans *Le Figaro*[209] :

> « Sous couvert de "lutte contre les discriminations", les différents amendements concernant l'identité de genre sont un crachat jeté au visage des femmes, car si j'en comprends bien le sens, ils sous-tendent la possibilité que sur simple déclaration des individus de sexe masculin puissent participer à des compétitions sportives féminines. »
> « Je ne suis pas transphobe et je respecte les choix sexuels des adultes tant qu'ils ne nuisent pas aux autres, mais il n'y a aucune raison logique pour spolier les femmes des titres qu'elles méritent au profit de quelques hommes qui ne brillent pas dans leur catégorie de naissance et qui se déclarent mal dans leur corps de naissance pour concourir contre elles. On ne peut pas accepter que ces hommes volent le podium de femmes ayant travaillé dur pour obtenir le titre. »

Les nombreuses études scientifiques sur le sujet ont convaincu de plus en plus de fédérations sportives du bien-fondé de ces remarques et les ont convaincues de privilégier l'équité envers les femmes à l'inclusivité des femmes trans nées hommes.

En juin 2022, la Fédération internationale de natation (FINA) a décidé, à l'issue d'un congrès extraordinaire,

208. https://www.marianne.net/agora/tribunes-libres/reconnaitre-lidentite-de-genre-dans-une-competition-sportive-entre-en-contradiction-avec-le-fait-de-reconnaitre-le-sexe
209. https://www.lefigaro.fr/vox/societe/marguerite-stern-pourquoi-les-athletes-trans-n-ont-rien-a-faire-dans-les-competions-sportives-des-femmes-20230511

de mettre en place une « catégorie ouverte » aux athlètes transgenres. « *Chacun d'entre nous doit toujours, dans les limites des principes d'équité, garantir l'inclusion de tous les individus quelle que soit leur orientation de genre* », affirme alors la FINA. En pratique, cette décision[210] interdit aux athlètes nées hommes et se déclarant femmes trans de concourir dans les catégories féminines, à moins d'avoir fait leur transition avant la puberté[211].

Le 21 juin 2022, l'International Rugby League (IRL) a annoncé[212] que les femmes transgenres ne pourront plus participer aux matchs féminins de rugby à XIII, tant que n'aura pas été établie une « politique d'inclusion complète » consensuelle.

En juin 2022, Sebastian Coe, président de la Fédération internationale d'athlétisme (World Athletics) déclarait[213] :

> « Ma responsabilité est de protéger l'intégrité du sport féminin… Nous avons toujours cru, et nous le répétons

210. Fédération Internationale de Natation (FINA). Politique d'éligibilité pour les catégories de compétition hommes et femmes 2022. https://resources.fina.org/fina/document/2023/03/27/dbc3381c-91e9-4ea4-a743-84c8b06debef/Policy-on-Eligibility-for-the-Men-s-and-Women-s-Competition-Categrories-Version-on-2023.03.24.pd

211. Ce qui n'efface pas néanmoins toutes les différences liées aux chromosomes.

212. https ://www.intrl.sport/news/statement-on-transgender-particip-tion-in-women-s-international-rugby-league/

213. https://www.lefigaro.fr/sports/athletisme/athletisme-au-sujet-des-athletes-transgenres-sebastian-coe-la-biologie-l-emporte-sur-le-genre-20220621

> constamment, que la biologie l'emporte sur le genre et nous continuerons à revoir nos règlements dans ce sens. »

Le 23 mars 2023, la Fédération internationale d'athlétisme a confirmé ce choix par un communiqué[214] :

> « Les athlètes transgenres hommes et femmes qui ont connu une puberté masculine sont exclues des compétitions féminines internationales ; cette décision a été prise après deux mois de consultation auprès de fédérations membres, d'entraineurs, de la commission des athlètes, du CIO ainsi que d'associations de personnes transgenres et de défense des droits de l'homme… Le conseil a décidé de donner la priorité à l'équité et l'intégrité des compétitions féminines sur l'inclusion. »

Le vendredi 14 juillet 2023, l'Union cycliste internationale a annoncé que les athlètes trans ne pourront plus courir qu'avec les hommes. Une décision visant à *« protéger la catégorie féminine »*.

En août 2023, la Fédération internationale des échecs a pris la même décision. Question de résistance physique sur des matchs interminables ? La question reste à éclaircir.

En tant que médecins, nous ne sous-estimons pas le mal-être des transgenres, mais ne pouvons accepter qu'il serve d'alibi à un recul sans précédent des droits des

214. https://www.francetvinfo.fr/sports/athletisme/sebastian-coe/athletisme-les-sportifs-transgenres-bannies-des-competitions-feminines_5728409.html

femmes déjà trop largement menacés dans le monde. Nous soutenons totalement les décisions des fédérations internationales d'athlétisme, de natation, de rugby et de cyclisme et il est hautement probable qu'elles servent de modèles pour la majorité des fédérations d'autres sports après étude objective du sujet.

Pour permettre aux sportifs trans qui désirent participer aux compétitions de haut niveau sans léser l'équité, il est certainement nécessaire de mettre en place des compétitions sportives « ouvertes » à tous les genres qui leur permettent de se comparer à tous les autres[215] (comparables d'ailleurs aux compétitions mixtes), comme le proposent la fédération internationale de natation et les fédérations britanniques d'aviron et de cyclisme. Les compétiteurs ne sont peut-être et souvent que des sportifs désireux de gagner, et pas forcément obsédés par la visibilité que les militants trans mettent en avant à tout propos. Donnons-leur leurs chances équitablement comme à tout un chacun.

Que le sport triomphe par des compétitions ouvertes et que le meilleur gagne. La comparaison des records permettra d'ailleurs de justifier la logique de cette décision.

---

215. Tidmas V., Halsted C., Cohen M., Bottoms L. "The Participation of Trans Women in Competitive Fencing and Implications on Fairness": A Physiological Perspective Narrative Review. Sports (Basel). 2023 Jul. 17; 11(7):133.

7.
L'enseignement de la théorie du genre, de la maternelle à l'université

L'éducation à la sexualité en milieu scolaire est définie par les circulaires de l'Éducation nationale de 2018 et 2023. De nombreux termes des circulaires officielles recouvrent des significations et réalités différentes au gré de la sensibilité de chaque intervenant et en deviennent souvent choquants.

Dans le cadre scolaire, l'éducation à la sexualité comprend trois séances par an depuis le primaire et les enfants ne peuvent s'y soustraire. Ainsi, les associations SOS Éducation et Les Mamans Louves ont pu recueillir des plaintes de parents comme celle du 31 janvier 2023 pour une classe d'enfants de CM2 (des enfants de 9/10 ans) obligés d'écouter une infirmière de l'Éducation nationale leur expliquer que : « *pour le plaisir une fille suce le pénis du garçon* », « *le garçon suce le vagin de la fille et peut avaler quelque chose* », « *pour le plaisir la fille peut caresser déli-*

catement les testicules du garçon », « *on peut faire le sexe dans les fesses* », « *on peut changer de sexe* »… « *prendre des médicaments pour bloquer la barbe et les poils* ». Ils n'ont que 10 ans !

Entre-temps, d'autres plaintes de parents ont été recueillies[216].

Cette transformation de l'école en temple de l'éducation sexuelle s'est faite subrepticement, chacun mettant en cause son établissement ou le maître de son enfant, n'imaginant pas, au début du changement subreptice, qu'il puisse s'agir d'un vaste mouvement (jusqu'aux aveux de Pap Ndiaye en 2022), la circulaire de septembre 2021 étant passée inaperçue.

2014 – ABCD de l'égalité

Les transformations importantes de l'école en France ne datent pas d'hier. Une décennie s'est déjà écoulée depuis la révolution Najat et les « ABCD de l'égalité ».

Fin 2013, un rapport de 250 pages vise officiellement à « lutter contre les stéréotypes », notamment à l'école[217]. Commandé par Najat Vallaud-Belkacem au Commissariat général à la stratégie, et coordonné par M. C. Naves et V. Wisnia-Weill, le rapport « Lutter contre les stéréotypes filles-garçons, un enjeu d'égalité et de mixité dès l'enfance », recommande une infiltration douce et discrète de l'école en des termes trompeurs, et ne contient aucune proposition détonante. Mais ses buts étaient déjà clairement dénoncés par O. Vial, porte-parole de l'Observatoire de la théorie du genre :

---

216. « Quand l'éducation à la sexualité dérive et devient un danger pour la santé psychique de l'enfant »
https://actionetdemocratie.com/education-a-la-sexualite/

217. « La théorie du genre à petits pas à l'école » (lefigaro.fr)

> « Cela résonne plus joliment que les oukases à la Peillon, qui voulait s'appuyer sur la jeunesse pour changer les mentalités ! C'est juste un début de propagande douce : on va essayer, par une série de micro-incitations insidieuses, de guider le comportement des gens et de remplacer peu à peu un modèle de société par un autre. »

Dès 2014, les controverses ABCD de l'égalité se sont imposées à l'école. Censées lutter contre le sexisme, elles sont arrivées dans 600 classes[218] transformant les élèves en cobayes. Cette *expérimentation* sur les élèves fut portée conjointement par le ministre de l'Éducation nationale, V. Peillon et sa collègue des droits des femmes, N. Vallaud-Belkacem. Au total, dix académies volontaires, soit plus de 600 classes, furent concernées par ce dispositif visant à « déconstruire les stéréotypes de genre » et à « *transmettre, dès le plus jeune âge, une culture de l'égalité et du respect entre les filles et les garçons, en agissant sur les pratiques des acteurs de l'éducation et sur les préjugés des élèves* ». Objectifs affichés : « *sensibiliser les élèves aux représentations et aux rôles assignés aux filles et aux garçons, et agir ainsi sur les orientations professionnelles que l'on sait sexuées.* » Mais il s'agit d'une « *démarche plus globale se proposant d'agir sur les mentalités, et dont l'école est un volet.* »

O. Vial, président du syndicat UNI, invita à la vigilance, comme des responsables de l'Association des familles catholiques, qui craignaient à l'école une démarche de déconstruction des repères transmis par les parents.

218. « École : un nouveau genre de programme » (lefigaro.fr)

En 2014, plusieurs milliers d'élèves, de la maternelle au CM2, ont fait l'apprentissage de cette « égalité », via des séquences pédagogiques mises en œuvre par les enseignants.
Exemple d'une séquence pédagogique autour des « *représentations esthétiques de l'enfant, de la femme et de l'homme* » au fil des siècles, du portrait par Rigaud de Louis XIV portant des talons hauts, au smoking pour femme d'Yves Saint Laurent en 1966 ; ou cette réflexion sur « La figure de la belle » dans les contes.
Objectif affiché : démontrer aux enfants que les notions de féminin et masculin évoluent suivant les sociétés et les époques.
Pour les deux ministères, le but officiel était officiellement de « *sensibiliser les élèves aux représentations, aux rôles assignés aux filles et aux garçons et d'aider les enseignants dans cette tâche en offrant des entrées au sein de programmes officiels existants : sciences, éducation physique et sportive, maîtrise de la langue, histoire…* »[219].
Néanmoins, les enseignants bénéficiaient d'une certaine liberté dans leur classe. Le message a été plus ou moins doux, limité par certains à s'attaquer utilement à certaines idées préconçues en rappelant, par exemple, que les filles sont aussi capables de faire de hautes études scientifiques que les garçons.

C'est en 2014 qu'apparut une première tentative de stopper les dégâts dans l'Éducation nationale en réaction de ce mouvement appelé pudiquement « *ABCD de l'égalité* » conduisant à l'intrusion dans l'école publique des dis-

219. *Ibid.*, 11.

cours qui n'ont rien à y faire. Cette première réaction de parents fut caricaturée par la presse avec une similitude quasi totale des termes « *rumeur lancée et propagée par des militants proches de l'extrême droite* » de France Info[220], à RTL[221], au *Figaro*[222], au *Journal du dimanche*[223]. Une tentative de résistance apparut dans les médias via le site internet du mouvement « JRE2014 », « *une action nationale inédite pour sauver nos enfants* », expliquait le tract. *Vous justifierez l'absence de votre enfant le lendemain par le motif: « journée de retrait de l'école pour l'interdiction de la théorie du genre dans tous les établissements scolaires.* »

« *Le ministre de l'Éducation nationale, Vincent Peillon, sur les traces de son prédécesseur Luc Chatel, veut généraliser et officialiser l'enseignement de la théorie du genre [...] à la rentrée 2014 [...] Des centaines d'écoliers sont déjà victimes de ces programmes à titre expérimental* », développait le texte en référence aux ABCD de l'égalité.

« *D'ores et déjà, des militants du lobby LGBT (lesbiennes, gays, bisexuels et transsexuels) s'invitent en classe* », expliquait-il. « *L'éducation de nos enfants nous appartient* », rappelait le tract militant pour le retour d'« *un ministère de l'Instruction publique* ».

---

220. https://www.francetvinfo.fr/societe/education/l-etrange-rumeur-sur-la-theorie-du-genre-a-l-ecole_1680537.html

221. https://www.rtl.fr/actu/theorie-du-genre-une-rumeur-totalement-mensongere-7769254407

222. Théorie du genre: des élèves absents du fait d'une étrange rumeur (lefigaro.fr) https://fr.search.yahoo.com/search?fr=mcafee&type=E210FR0G0&p=Th%C3%A9orie+du+genre+%3A+des+%C3%A9l%C3%A8ves+absents+du+fait+d%27une+%C3%A9trange+rumeur+(lefigaro.fr)

223. https://www.lejdd.fr/Societe/Des-eleves-absents-du-fait-d-une-folle-rumeur-650617-3190055

Ce qui apparait de façon plus ouverte par rapport à l'époque 2014 est la sexualisation précoce des petits. Le rôle néfaste et autoritaire de l'OMS, censée s'occuper de santé et non d'éducation, est de plus en plus mis en exergue, en même temps que l'Organisation tente d'imposer son hégémonie sur tous les pays et se transformer en gouvernement mondial.

> « Le principal changement de ces séances d'éducation à la sexualité est qu'elles introduisent la notion de plaisir et partent du principe que l'enfant "doit prendre conscience que la sexualité fait partie intégrante de l'être humain en bonne santé". […] Ces séances s'appuient sur les Standards pour l'éducation sexuelle en Europe (publiés en 2014), document présenté comme : "cadre de référence de l'OMS pour les décideurs politiques, les autorités compétentes en matière d'éducation et de santé et les spécialistes"[224]. »

Pourquoi certains principes de ce cadre de référence peuvent-ils provoquer des dégâts psychiques considérables chez l'enfant[225] ?

Page 38 de *Standards pour l'*éducation sexuelle en Europe[226] dans la matrice sous forme de tableau, il est expliqué qu'il faut

224. « Quand l'éducation à la sexualité dérive et devient un danger pour la santé psychique de l'enfant. »
https://actionetdemocratie.com/education-a-la-sexualite/
225. *Nouveau Monde* — « Conférence Dr Nicole Delépine : STOP au sabotage de l'école et à la sexualisation de l'enseignement » (nouveau-monde.ca)
226. *Nouveau Monde* — « L'OMS et ses standards dépravés pour l'éducation sexuelle en Europe » (nouveau-monde.ca)

> « informer l'enfant de 0 à 4 ans sur le plaisir et la satisfaction liés au toucher de son corps, la masturbation enfantine précoce, qu'il faut permettre à cet enfant de 0 à 4 ans d'exprimer ses propres besoins, désirs et limites, par exemple, en "jouant au docteur" (p: 38), en l'aidant à développer une "curiosité pour son corps et le corps des autres". »

Toute personne saine s'étonnera du: « 0 an », mais l'OMS explique que l'éducation sexuelle commence à la naissance et que « *les bébés se touchent eux-mêmes, touchent parfois aussi leurs parties génitales* » (p. 13)[227].

En ce qui concerne les enfants de 4 à 6 ans, il est expliqué qu'il faut les informer sur:

> « les sensations liées à la sexualité (proximité, plaisir, excitation) comme faisant partie de la gamme des sensations humaines », les « informer sur le droit de refuser si l'expérience ou le ressenti n'est pas plaisant. »

De 9 à 12 ans,

> « informer sur le plaisir, la masturbation, l'orgasme », « les différences entre identité sexuelle et sexe biologique » [et leur permettre de] « *décider consciemment d'avoir ou non des expériences sexuelles* » [de développer] « *la compréhension de la sexualité comme un processus d'apprentissage* » *(p. 44)* [de leur permettre d'assumer leur] « *responsabilité de développer des expériences sexuelles plaisantes et sans risque pour soi et les autres* »

227. *Ibid.*, 236.

Pour les adolescents de 12 à 15 ans, l'OMS préconise de les *« informer sur comment jouir de la sexualité de manière adéquate » (p. 47).*

L'article s'interroge à juste titre sur la base scientifique de ces textes et la réalité des connaissances des auteurs sur le développement psychosexuel de l'enfant, recommandations qu'ils souhaitent imposer à tout le monde dépendant de l'OMS par des traités opposables dès 2024. Il est temps que les peuples occidentaux se réveillent et refusent ces accords morbides déjà refusés de très nombreux pays.

> « Si l'enfant est sexué, il n'est pas sexualisé au sens adulte. Pour son bien-être psychique, il est important de respecter sa pudeur, son intimité, son immaturité sexuelle. L'adulte a le devoir de le protéger, de lui apprendre à se protéger des prédateurs, en aucun cas l'adulte ne doit initier l'enfant à la sexualité des adultes. »

2021 – La circulaire Blanquer

Après cette période discrète illustrée par les ABCD de l'égalité en 2014 – dont la ministre de l'époque niait qu'il exista une théorie du genre, encore moins enseignée à l'école malgré les évidences –, le silence a fait place à une arrivée triomphante à l'école par la circulaire Blanquer en septembre 2021[228]. Néanmoins, cette circulaire qui impose leurs attitudes aux professeurs, personnels et élèves ne fut pas discutée ni mise en exergue sur les médias mainstream.

---

228. « La circulaire signée Jean-Michel Blanquer », parue au *Bulletin officiel* du 30 septembre 2021.

> « De l'école maternelle jusqu'au lycée, l'école est priée de se mettre en ordre de marche pour écouter, accompagner et protéger les "enfants transgenres ou qui s'interrogent sur leur identité de genre" ».

Les militants trans veulent faire de leur combat l'étendard des luttes progressistes au XXIe siècle et faisaient depuis longtemps pression sur l'Éducation nationale pour que la protection de la transidentité et sa promotion deviennent une priorité. Ils ont gagné et infiltrent ainsi tous les milieux de décision, ministères, grosses entreprises et administrations où leur nombre est très élevé sans rapport au pourcentage de cette faible minorité (0,1 %) dans la population. À l'école, les affirmations du ministre Pap Ndiaye l'ont prouvé en septembre 2022.

Exemples d'injonctions données aux enseignants, accompagnants, administratifs et parents qui entourent notre jeunesse

– ***Reconnaître un « prénom d'usage »*** différent du prénom de naissance. L'élève choisit librement un nouveau prénom et l'administration et le corps enseignant doivent en tenir compte, dès le désir du jeune exprimé (y compris en 48 h du vendredi au lundi). Néanmoins, en ce qui concerne les examens nationaux, l'état civil est seul reconnu. Une simple circulaire ne peut annuler le droit civil.

– ***Respecter le changement de pronoms.*** Par exemple, lorsqu'un(e) élève de sexe masculin souhaite se faire appeler « elle » (ou une fille se faire appeler « il ») le corps enseignant et les autres élèves doivent y consentir et l'appliquer (y compris les autres jeunes élèves qui ont beaucoup de mal à comprendre et donc à suivre). La sensibilité des autres élèves est laissée de côté.

– ***Veiller au « respect des choix liés à l'habillement et à l'apparence », « sans consignes différenciées selon le genre »***. Pas de raison de stigmatiser le maquillage, les jupes et les talons pour les élèves filles transgenres, si on les accepte pour les filles de naissance surnommées « cisgenres » dans le néo-vocabulaire des transsexuels. (Notons que la controverse actuelle sur l'abaya tranchée par le nouveau ministre en août 2023 conduit pour beaucoup à revendiquer un uniforme pour tous (au moins une tenue simple identique et neutre pour tous). Cela résoudra peut-être au passage ces histoires de talons hauts et de maquillage qui n'ont guère leur place à l'école.)

– ***Mettre à disposition des toilettes mixtes.*** Ce dispositif doit aussi être respecté lors des sorties scolaires. Et, bien sûr, dans les internats. Ce qui conduit à d'énormes problèmes, nous y reviendrons.

Les enseignants ont, selon cette circulaire, « *le devoir d'accompagner les jeunes et de faire preuve à leur endroit de la plus grande bienveillance, de leur laisser la possibilité d'explorer une variété de cheminements sans les stigmatiser* ». Face à l'élève en questionnement de genre, « *il s'agit d'être attentif à ses demandes et à son vécu spécifique et de le ou la rassurer sur sa légitimité à se poser des questions.* »
Et quid des autres élèves qui ne comprennent pas ce qui

arrive à leur camarade et sont en conséquence perturbés à leur tour ?
Un enfant se déclarant transgenre dans une classe et voici tous les enfants en questionnement devant un enseignant qui n'a aucune liberté de parler pour les rassurer, les aider à comprendre cette nouvelle politique qui consiste à nier la biologie qui ne connait que deux sexes. Que de pédagogie, tolérance, gentillesse, empathie, intelligence du cerveau, mais aussi du cœur ont dû développer les enseignants pour préserver l'équilibre des enfants qui leur étaient confiés !
Cette insistance sur le respect dû à l'élève transgenre *exclut de « questionner le questionnement »*. Un enfant, mal dans sa peau, qui « cherche » son identité doit-il être orienté (et les associations prosélytes sont de plus en plus importantes sur les réseaux sociaux) vers une nouvelle identité de genre ?

Comment cette circulaire a-t-elle pu passer, sans susciter en septembre 2021 indignation et rappel au bon sens tant des enseignants que des parents, et quelles énormes responsabilités ont pris les médias mainstream, les journalistes, pour en taire la publication si grave de symbole pour la perte de la liberté d'expression, de penser et in fine d'enseigner ?
Comment brutalement a-t-on pu accepter l'interdiction de parler avec les enfants et tout jeunes ados de leur malaise naturel et éternel autour de la transformation de leur corps, de ce qu'est la puberté non seulement sur leur apparence physique, mais aussi sur leur ressenti intellectuel et émotionnel lié aux modifications hormonales ?

Est-on retourné au Moyen Âge, et encore, les mères et grand-mères de l'époque n'étaient-elles pas plus proches des enfants et capables de leur enseigner les « cinquante nuances » de la métamorphose de la chenille en papillon, de l'enfant en femme bientôt chargée par la nature de la continuité de l'espèce, du petit garçon en homme dont la musculature plus développée l'assigne au rôle de protecteur ?
Pourquoi nier les maladies accompagnant parfois la puberté, qui ont existé de tout temps, de la dépression à l'autisme, ou aux troubles alimentaires, de l'anorexie, à la boulimie, etc. ? Faute de psychiatres (en voie de disparition organisée par la destruction du système de santé depuis quarante ans) pour diagnostiquer et traiter ceux qui présentent des difficultés à passer cette période (et rapidement leurs amis, par contagion de groupe), faut-il livrer les enfants aux influenceurs des réseaux sociaux qui transforment toutes ces pathologies curables par une prise en charge adaptée en troubles de l'identité de genre ?
Les jeunes présentant des symptômes autistiques sont, semble-t-il, surreprésentés dans les candidats volontaires à la transition. Est-ce un hasard ou une fabrication des réseaux sociaux ?

Et l'école devrait accepter cet oukase totalitaire ! Qui a voté pour cela ?
Les enseignants, sous prétexte de « respecter la dignité des élèves », sont jugés sur leur façon d'accompagner l'élève transgenre. Mais quelle latitude auront-ils pour critiquer, s'opposer ou juger négativement un tel désir chez l'enfant, et surtout pour l'aider à découvrir ses véritables

soucis ou parfois obsession qui effacent le reste (voir un bouton d'acné ou un poil inattendu) ? Aucune!

La circulaire précise que ces mesures s'appliqueront uniquement si l'élève a le consentement de ses deux parents. Comment dès lors s'opposer à une décision « privée » et familiale ? S'y opposer serait considéré comme un acte de « transphobie ». Mais sachez que les parents soi-disant d'accord sont souvent menacés d'accusation de mauvais traitement s'ils refusent le diktat de l'enfant (voire menacés de se voir retirer la garde de leur enfant par le juge des tutelles s'ils ne cèdent pas). De plus, ils ne peuvent plus guère profiter d'une aide de professionnels médecins psychiatres ou psychologues comme il y a quelques années, car ceux qui prêchent la prudence sont souvent aussi accusés de transphobie.

L'administration scolaire, obsédée par son célèbre *« pas de vague »*, ne veut surtout pas être accusée d'islamophobie[229], ni maintenant de transphobie. *« On suggère aux enseignants de ne pas aborder trop directement les questions qui fâchent (laïcité, liberté d'expression,* Charlie Hebdo, *enseignement de la Shoah, etc.), il ne s'agit pas d'ouvrir un nouveau front avec le camp progressiste ».*

Pire, serait-ce aux enseignants de servir d'intermédiaire pour nouer le dialogue, « accompagner » et aider le jeune avec des parents récalcitrants ? Que vient faire l'école dans cette galère, surtout dans la liberté d'action ?

---

229. Penser aux nombreuses polémiques qui conduisent à refuser d'attribuer le nom de Samuel Paty dans certains collèges.

Dans *La Question trans* (Le débat/Gallimard), Claude Habib pointe le malaise, voire l'incapacité des adultes à traiter sereinement la demande de l'enfant ou de l'adolescent de « changer de corps ».

> « Les parents tremblent d'être maltraitants, de ne pas répondre favorablement à la souffrance de leur enfant. Ils peuvent être intimidés par des psychiatres qui n'hésitent pas à les culpabiliser : "Si votre enfant se suicide parce qu'il n'est pas dans le 'bon corps', vous en porterez la responsabilité." »[230]

La validation par le Conseil d'État

Un parent d'élève qui s'opposait à la circulaire du ministère de l'Éducation en a référé au Conseil d'État la loi qui stipule : *« Aucun citoyen ne pourra porter de nom ni prénom autres que ceux exprimés dans son acte de naissance »*. Par décision du mercredi 28 septembre 2022, le Conseil a refusé d'annuler la partie de la circulaire permettant aux élèves transgenres de porter à l'école le prénom de leur choix.

Le Conseil d'État estime en effet que l'usage d'un autre prénom par les élèves ne concerne que la « vie interne de l'établissement » et rappelle que seul le prénom inscrit à l'état civil reste utilisé pour les épreuves des diplômes nationaux.

L'enfant, juridiquement incapable, se voit doté du pouvoir de contraindre les adultes dès lors qu'il parle de genre.

---

230. Cf. chapitre sur les suicides des trans, où l'on voit bien que, malheureusement, la souffrance ne s'améliore pas avec les multiples « agressions » des traitements médicaux et chirurgicaux.

« La nomination reste un invariant anthropologique majeur, conférer à l'enfant le pouvoir d'effacer la trace de filiation conférée par ses parents et d'imposer un nouveau prénom fait de lui un self-made-man, concrétisation de l'individualisme absolu prôné par l'idéologie managériale. Le message est clair : le ressenti a force de loi ou plutôt transcende la loi. »

De fait, cette ingérence de l'école dans la vie privée des élèves ne peut qu'engendrer des conflits[231].
Selon la célébrité des récalcitrants, ces oppositions arrivent sur le devant de la scène par des tweets comme celui de Booba : « *Si mon fils rentre de l'école un jour et me dit qu'il s'appelle Mireille, on va avoir un sérieux problème.* » Le 30 septembre 2022, Caroline de Haas répond à Booba : « *La transphobie tue, supprime* » et le 1er octobre 2022, Booba répond : « *Celui qui approche mon fils de 7 ans en lui disant qu'il peut s'appeler Jacqueline et s'couper la zezette, je vais lui faire visiter Mars et sa banlieue. Continuez !* »

Aux USA, les divergences entre collèges soumis au wokisme et parents aboutissent à des drames[232].
Voici un exemple instructif du combat d'une mère :

Aucun chevalier blanc ne viendra sauver vos enfants – vous êtes le chevalier blanc. Erin Friday, 56 ans, mère californienne, l'a découvert pour sa fille, alors âgée de 11 ans. Tout a

---

231. https://www.fdesouche.com/2022/10/01/prise-de-bec-entre-la-militante-caroline-de-hass-et-le-rappeur-booba-apres-un-tweet-juge-transphobe/

232. Avec l'aimable autorisation d'Erin Friday USA, « Une mère récupère sa fille des griffes du programme Trans du Collège central à San Carlos Californie » – commenté par Michael Wing, 28 mai 2023, *Journal Epoch Times*.

commencé très simplement : quelques surnoms à consonance enfantine et quelques lettres de l'alphabet en plus. Ce n'était pas innocent pour autant.

Quelques filles, dont la petite Friday, ont été entendues dans la cour intérieure en train de bavarder sur les nouvelles choses qu'elles avaient apprises à l'école. Elles étaient branchées sur les nouvelles tendances alors que, dans leur esprit, leur mère, vieille et ennuyeuse, faisait figure de dinosaure ignare, bien en retard sur son temps.

« Cinq filles ont choisi chacune une étiquette qui figurait dans la liste. Elles se sont moquées de moi et m'ont dit : "Tu es cis et tu ne comprends pas" », a expliqué Mme Friday. Je n'avais jamais entendu ce terme « cis » auparavant. Elles m'ont ensuite lancé : « Plaît-il, fossile ! ».

Nous étions en 2019 et la petite Friday était en classe de cinquième. C'est à ce moment-là que sa maman a pris conscience de la situation : « Qu'est-ce qu'ils enseignent à nos enfants à l'école ? », s'est-elle demandé. La curiosité s'est transformée en inquiétude au fur et à mesure que cette éducation basée sur l'égalité des sexes se développait. Elle s'est d'abord dit : « Oh, c'est probablement dû à la puberté. »

La jeune Friday, autrefois petite fille – grande fan de *Mon Petit Poney* – a commencé à se couvrir de sweat-shirts amples. Mme Friday pensait qu'il s'agissait simplement d'un « acte de timidité » lié à l'éclosion de la féminité ; Mme Friday en avait fait l'expérience. Mais lorsque la fan de *Mon Petit Poney* est passée au statut de « fille soldat », enfilant des bottes de combat, lorsque ses amies aux cheveux longs ont commencé à prendre des noms de garçons, lorsque des teintures violettes et vertes ont fait leur apparition, l'inquiétude de la maman s'est aggravée.

> *Un poison dans l'éducation sexuelle du collège*
> « Avoir une étiquette est devenu tendance. Alors qu'une fille se disait pansexuelle, une autre pensait être polyamoureuse (ouverte à de multiples partenaires), ce qui n'avait aucun sens. » « La moitié de sa troupe d'éclaireuses s'est révélée transgenre. » Elles ont alors sorti les protège-seins. Les voix féminines ont bizarrement baissé d'un ton durant la nuit. « Ma fille a choisi "pansexuelle" à 11 ans, ma fille de 11 ans dénuée de toute sexualité. » Quelques-unes ont choisi « lesbienne », mais personne n'a choisi « hétéro » – [...]
> « Tout ce que dit l'enseignant est précieux et véridique », a déclaré Mme Friday. « Les personnes les plus importantes dans la vie d'un enfant sont ses parents, et ses professeurs. » Mme Friday leur avait fait confiance, et l'école l'avait déçue.

Un groupe tiers était venu dispenser pendant cinq heures des cours d'éducation sexuelle. Avec un nom comme Health-Connected, l'idée semble inoffensive, mais c'est loin d'être le cas.

> « Ils ont passé une heure entière sur les cinq à enseigner l'idéologie du genre, en présentant le dessin animé Genderbread man – où le cerveau et les parties du corps sont montrés du doigt – en expliquant qu'il est possible d'avoir un cerveau féminin dans un corps masculin, ou vice versa. »
> C'est par crainte des élèves et de leur « nouveau moi » que les enseignants leur ont fait des courbettes et les ont traités différemment. Ils ont été loués comme étant extraordinaires et spéciaux, considérés comme des licornes et élevés au rang de superstars. « Les enfants qui sont un peu en marge, qui n'ont pas beaucoup d'amis, ou qui sont peut-être un peu

> bizarres, font leur coming-out comme trans et deviennent des vedettes », a-t-elle ajouté. « Si vous êtes blanc, de la classe moyenne ou aisée, et hétérosexuel, vous êtes un oppresseur, vous êtes ennuyeux, il n'y a rien de spécial en vous. »

Aucune liberté pour les parents menacés du juge des enfants, s'ils ne sont pas suffisamment coopérants[233]. L'interférence de l'école dans la vie de l'enfant sans prévenir les parents. Qu'auriez-vous fait ?

> Avec le temps, ce fruit malsain a mûri. En 2020, lorsque le Covid a enfermé les élèves pour qu'ils apprennent à la maison, Mme Friday a été choquée d'apprendre que l'école secondaire publique utilisait un pronom masculin pour sa fille. Elle a donc contacté la direction de l'école. Lors d'un appel téléphonique, l'administration lui a expliqué que la raison de cette pratique était de fournir un « espace sûr », ce que Mme Friday a trouvé ridicule. Sa fille était juste au bout du couloir.
> Ils ont répondu de manière très étrange [à propos du changement de pronom] : « Oh, nous ne l'avons pas fait légalement », ont-ils répondu a raconté Mme Friday. « Je leur ai dit : "Vous n'avez pas le droit, je suis le parent. Ne l'oubliez pas. Je suis le parent. Vous n'êtes pas le parent." »

Le collège a osé prévenir les services sociaux.

> « *Je suppose que je n'étais pas* "un espace sûr" parce que j'utilisais son prénom féminin et des pronoms féminins. Puis les services de protection de l'enfance se sont présentés à ma porte. La police est arrivée plus tard. »

233. Comme en France, les parents qui refusent un essai thérapeutique pour leur enfant ou même un simple vaccin Dtpolio.

Le service de protection de l'enfance a estimé que la fillette risquait de se suicider, en se basant sur des recherches qu'elle avait faites sur l'iPad de l'école. Même si le service de protection de l'enfance a fini par abandonner ses investigations, Mme Friday s'est montrée furieuse que l'école ait utilisé le risque de suicide comme prétexte à une éventuelle plainte pour maltraitance parce qu'elle s'était opposée à la transition sexuelle secrète et éhontée dont sa fille faisait l'objet.

Cette maman aimante et intelligente lui a permis de comprendre ce qui se passait et singulièrement en cette période délirante de « plandémie » et d'enfermement des familles qui a conduit tant de jeunes à l'échec scolaire, à la dépression, voire au suicide. Faut-il rappeler ici l'abondante littérature médicale sur les troubles psychiques des enfants et adolescents par suite des fermetures de classe et à l'isolement physique de leurs amis ?

Cette expérience mondiale a au moins permis de montrer que le tout numérique est un leurre.

Mme Friday a compris que la dépression de son enfant était induite par le confinement et non la crise de genre. Elle n'était pas la seule enfant à avoir été entraînée dans une spirale de troubles psychiques causée par le Covid. C'était clair comme de l'eau de roche. Cependant, l'engeance médicale est bien manipulée.

> [...] La thérapeute a insisté sur le fait que le souvenir que Mme Friday avait de la féminité de sa fille était « erroné ». [...] « J'ai un fils, ils sont très différents. » La thérapeute a exhibé son argument « 41 % de chances de se suicider » devant Mme Friday. « Lorsque je l'ai interrogée sur le sujet, il

> m'est apparu très clairement qu'elle n'avait pas lu le rapport. Or, je l'avais lu », a expliqué Mme Friday. « J'aurais été renvoyée de mon emploi d'avocate si j'avais invoqué une affaire dont je n'avais pas pris connaissance. »

Voilà donc ce qui est arrivé à la thérapeute qui n'a pas su prendre en charge la dépression de ma fille : elle a été licenciée. Virée.
Pour Mme Friday, le monde entier semblait être devenu fou. La bataille pour récupérer sa fille et la « déprogrammer a été un long cheminement dont nombre de parents feraient bien de s'inspirer. Nous en reparlerons.

Le rôle des parents réhabilité en Angleterre
Néanmoins, les choses évoluent, en particulier dans les pays anglo-saxons. En Angleterre, les enseignants devront dorénavant prévenir les parents si leur enfant s'interroge sur son identité de genre[234].
La ministre britannique Kemi Badenoch a annoncé, lundi 17 juillet 2023, la publication prochaine d'une salve de consignes limitant la propagande transsexuelle dans les écoles. Elle a annoncé sur le plateau de la BBC que les enseignants recevraient de nouvelles consignes pour mieux gérer les cas « d'élèves qui ressentent une anxiété liée au genre » (*gender distress* en anglais). Des consignes accusées par les journalistes pro-trans *de « bafouer le consentement de l'élève et de ne pas tenir compte du milieu familial potentiellement hostile de l'enfant, quitte à le mettre en danger* » !

234. Fournis par Madmoizelle.

« Tenir les parents au courant de ce qu'il se passe à l'école »

Le plan prévoit que les enseignants soient désormais obligés d'informer les parents d'élèves lorsque leur enfant se questionne sur son identité de genre. Selon la ministre, cette mesure vise à « *tenir les parents au courant de ce qu'il se passe à l'école* ».

Comme le relatent nos confrères du *Guardian*, ces nouvelles consignes demandent aux professeurs de toujours consulter les parents lorsqu'un enfant souhaite être appelé par un autre prénom, ou porter un autre uniforme. Par ailleurs, il est suggéré aux écoles de ne pas utiliser le pronom choisi de l'enfant sans l'aval de ses parents. Enfin, les consignes recommandent aux enseignants de soumettre à une « période de réflexion » tout enfant qui déclare ne pas se reconnaître dans l'identité de genre qui lui a été assignée à la naissance.

Spectacles imposés à l'école

Les interférences scolaires ne se limitent pas aux séances « d'enseignement » réalisées par des associations militant pour la théorie du genre. Des sorties scolaires sont maintenant organisées, dont les familles ont découvert la fréquence et le caractère manipulatoire.

Le département d'Ille-et-Vilaine et la Région Bretagne ont ainsi subventionné une sortie scolaire pour faire assister des enfants de l'école Jean-Rostand de Rennes à un spectacle[235] vantant la théorie du genre et les transformations sexuelles le 20 mars 2023. Des signalements

235. « Camille, une fille dans un corps de garçon, une fille qui attend la mutation. »

quant aux sorties scolaires au théâtre pour assister à la représentation de NORMALITO ont été communiqués aux associations qui combattent le wokisme à l'école. Voici les propos rapportés par des enfants de CM2 à leurs parents après le spectacle :

> « C'est quoi dépressif? Le garçon était dépressif et violent »
> « Il a mon âge et il a fugué ! », « C'est normal de fuguer quand on est petit ? ce n'est pas dangereux ? »
> « C'est pas bien d'*être normal*! »
> « C'est quoi, une fille zèbre ? »
> « L'homme, il était pas né dans le bon corps, alors il s'habille en femme. »

Dans le dossier du spectacle (financé par la DRAC), il y a énormément d'éléments choquants. « *Normal, c'est pas normal* », « *C'est normal de se sentir mieux chez d'autres parents que chez soi* », « *La dame pipi qui était née dans le mauvais corps…* »
S'il est normal de respecter les choix sexuels éclairés des adultes, il faut dénoncer fermement cette propagande transsexuelle mensongère faite aux enfants, car elle risque de les perturber psychologiquement à un âge difficile. Elle ravive inutilement la discorde dans la société et nuit aux minorités sexuelles, comme certaines campagnes précédentes mettant en affiche gays et trans qui ont été suivies d'une augmentation des actes contre ces minorités.

Conséquences universitaires

Alors que les fanatiques qui croient réellement que les enfants peuvent changer de sexe sont très minoritaires, les professionnels de l'éducation, de la psychothérapie et de la médecine qui restent silencieux sont complices de ce scandale contemporain.

Cette théorie a ainsi progressivement et insidieusement envahi depuis les années 1980 l'enseignement à l'école publique – maintenant plus obsédée par la formation des jeunes à la sexualité diversifiée, et aux notions de genres, masculin, féminin, non binaire, neutre, trans, fluide ou autre – qu'à la lecture, l'écriture et au calcul.

L'enseignement universitaire en est transformé avec l'exclusion des voix divergentes (ou seulement ouvertes à la discussion), interdites de conférence à Science Po, Grenoble et Clermont-Ferrand, entre autres. Victime et en même temps auteur de la manipulation de masse, il a perdu son rôle émancipateur des masses pour devenir un entre-soi, secteur dépourvu de toute richesse intellectuelle[236].

Sexualisation à l'école[237]

Depuis l'arrivée du ministre Pap Ndiaye au ministère de l'Éducation nationale en septembre 2022 (jusqu'à juillet 2023), nous avons compris la volonté du gouvernement d'appliquer les recommandations de l'OMS déclinées sur son site en fonction des âges des enfants, et ce, dès la naissance ; et que combattent néanmoins de nombreux pays dans le monde.

Propagande très aboutie aux USA, le livre US *Gender Queer* contient des représentations de sexe oral, de mas-

---

236. *Nouveau Monde* — Interview du Pr Mattias DESMET sur le conditionnement des « masses » (nouveau-monde.ca)

237. « Sexualisation des enfants à l'école » (odysee.com)

turbation, d'actes homosexuels, et peut être facilement trouvé dans les bibliothèques de certaines écoles primaires américaines. Maia Konobe, l'auteur « non binaire » de l'ouvrage controversé, ne voit rien de mal dans le livre et dit que toutes ces choses font « partie de la vie ».

Une vidéo d'un bibliothécaire de l'Illinois recommandant la publication a choqué ceux qui n'avaient jamais entendu parler du livre. Certains l'ont qualifié de « *distribution de matériel pornographique à des mineurs* », tandis que d'autres ont déclaré que le bibliothécaire devrait être arrêté[238]. « *Les nouveau-nés savent s'ils sont nés dans le mauvais corps* », a déclaré Kerry McGregor, psychologue à Harvard. Dans une vidéo publiée et supprimée depuis, Mme McGregor affirmait que les bébés devraient pouvoir décider de leur sexe, bien que leur cerveau ne soit pas complètement développé. « *Une bonne partie des enfants le savent dès l'utérus et ils expriment généralement leur identité de genre dès leur plus jeune âge, certains dès qu'ils peuvent parler* », déclare Mme McGregor dans la vidéo[239], avant d'admettre que sa clinique accueille des enfants « *de 2 et 3 ans à 9 ans* » et d'expliquer aux parents comment « *soutenir* » leurs enfants supposés « différents » en leur donnant l'espace et le soutien nécessaires pour explorer leur genre[240].

L'identité sexuelle est déterminée pour la vie lors de la fécondation par l'appariement des chromosomes sexuels ;

---

238. https://t.me/akounamatatatv [Vidéo]

239. https://news.grabien.com/story-harvard-children-s-hospital-babies-know-in-the-womb-if-they-re-transge

240. https://www.anguillesousroche.com/etats-unis/un-hopital-americain-declare-que-les-bebes-savent-quils-sont-transgenres-des-leur-naissance/ t.me/StreetReporters1

le genre n'est qu'un ressenti, une apparence sociale qu'il faut respecter chez l'adulte (tout en l'informant honnêtement des conséquences médicales et chirurgicales de choix éventuel de transition médicalisée), mais ne pas promouvoir chez les mineurs dont le développement physique, émotionnel et mental n'est pas terminé (pas avant 25 ans pour le cerveau).

En conclusion, rappelons qu'informer l'enfant pour le protéger est primordial, mais à condition de respecter sa maturité, sa pudeur, sa sensibilité. Il s'agit de répondre complètement à ses questionnements de façon individuelle sans les devancer.
On ne peut pas traiter ce qui relève de l'intime en public.

8.
Les déçus du changement de sexe et leurs témoignages de « détransition » : les détransitionneurs

« Une propagande qui a détruit ma vie »

Les lobbies, la mode, le business, Internet, les associations invitées par le ministre de l'Éducation nationale à parler d'éducation sexuelle dans les écoles et la publicité mensongère et/ou idéologique sincère ou motivée par les bénéfices majeurs à tous niveaux, cinéma, télévision (dont les subventions dépendent de leur complaisance aux choix de la doxa), les réseaux sociaux accrocheurs[241] conduisent beaucoup d'adolescents qui « *se sentent mal dans leur peau* » à se laisser convaincre que leurs soucis (tellement « normaux » à cette période de la vie) traduiraient une erreur de « genre ».

241. Dont certains influenceurs sont également rémunérés par les lobbies, comme on l'a vu pour les tests et injections Covid dont ils ont fait la pub, souvent convaincus, eux-mêmes manipulés, auprès de millions de jeunes qui les suivaient et dont certains sont décédés de complications du pseudo-vaccin. D'autres seulement handicapés le racontent sur le Net.

Lorsqu'ils consultent des spécialistes de la dysphorie de genre, leurs médecins traitants ou psychologues se sentant incompétents les ayant rapidement orientés « vers ceux qui savent », ils se retrouvent souvent face à des militants transgenres idéologues et/ou intéressés par le juteux business, qui leur font croire qu'un changement de sexe résoudrait leur problème. Ces médecins prescrivent rapidement des traitements hormonaux, puis une chirurgie sans toujours les informer objectivement des complications possibles des traitements, du caractère irréversible de la chirurgie, et de leurs résultats souvent inférieurs aux espoirs qu'ils ont suscités.

Au bout de quelques années, un nombre croissant de personnes transsexuelles réalise que leur malaise persiste ou s'est accru par la déception des résultats de la transition. Ils ne sont pas plus heureux et même parfois leur détresse s'est accentuée d'où le terrible chiffre de 40 % de suicides (cf. chapitre dédié). Ils regrettent leur sexe de naissance[242] et tentent de revenir en arrière : on les appelle les détransitionneurs[243]. C'est un sujet tabou dans les médias et les chercheurs et, pour cette raison, difficile à quantifier[244], mais les témoignages de détransitionneurs ou de personnes tentées par une détransition se multiplient[245].

---

242. https://www.observatoirepetitesirene.org/post/d%C3%A9transition-ils-ont-chang%C3%A9-de-sexe-et-ils-regrettent

243. https://files.cargocollective.com/c523136/01_Post-Trans_Booklet_FR.pdf

244. Les détransitionneurs spécifient qu'ils ne sont plus suivis par leur équipe médicale s'ils veulent revenir en arrière, et donc considérés dans les statistiques comme « perdus de vue » et non pas déçus.

245. Voir sur Telegram : « detransition support group ».

Quelques témoignages sur le Net

Oli London, influenceur britannique suivi par plus d'un million de personnes sur TikTok, raconte sa transition[246] et les dizaines d'opérations subies. La transition lui a couté plus de 271 000 dollars, puis sa volonté de détransition[247] a suivi.

> « Assez rapidement, quelques mois seulement après avoir entamé mon parcours de transition, j'ai remis en question ma façon de penser, je me suis demandé pourquoi je m'étais fait subir tout cela, et si j'étais heureux. Progressivement, la réalité la plus crue s'est imposée à moi : j'étais toujours profondément malheureux malgré ma transition… »

Steven A. Richards[248] nous apporte un autre témoignage.

> « Je suis devenu transgenre d'homme à femme alors que je n'avais que 15 ans. L'intimidation à l'école, l'instabilité à la maison et le manque d'amis proches m'avaient fait chercher un groupe auquel appartenir, et le mouvement transgenre m'en a heureusement fourni un – au prix de ma santé et de ma santé mentale –. Vivre en tant que femme transgenre m'a laissée délirante, paranoïaque et malade.
>
> Malgré cela, je suis restée transgenre pendant huit ans. La nature du mouvement transgenre rend presque impossible l'évasion et pousse les personnes qui le composent à adopter

---

246. https://www.valeursactuelles.com/clubvaleurs/societe/entretien-oli-london-confession-dun-trans-repenti?uid=ODAyNDQy
247. https://www.breizh-info.com/2023/02/25/215950/devenir-trans-puis-regretter-le-temoignage-de-oli-london/
248. https://tradfem.wordpress.com/2022/05/27/temoignage-dun-detransitionneur/

> des croyances radicales et à se faire du mal de manière irréversible… La décision de détransition m'a coûté beaucoup d'amis proches et m'a forcée à reconstruire toute ma vie. Pour certains membres du mouvement – ceux qui ont perdu des liens avec leur famille, qui dépendent de la communauté pour la nourriture et le logement – la détransition n'est pas une option. Beaucoup d'entre eux vivent encore dans le monde misérable dont j'ai échappé, espérant que la prochaine étape de leur transition – un nouveau nom, un nouvel ensemble de pronoms, une autre année d'hormones, une autre chirurgie – leur apportera le bonheur qui leur a été promis. Mais, comme je l'ai appris, ce ne sera jamais possible. »

Ce témoignage est particulièrement poignant, et nous fait mal et honte comme médecin, car manifestement, cet homme et tous ces anciens amis dont il parle n'ont pas correctement été informés par la gent médicale, soit incompétente, soit intéressée[249]. Notre serment d'Hippocrate dont la phrase capitale est « surtout ne pas nuire » a été bafoué, comme cela s'est fait à grande échelle par la grande majorité des médecins pendant la crise Covid et encore actuellement.

Chris Beck, ancien soldat des forces spéciales de la marine des États-Unis, a présenté ainsi son changement de sexe[250]. *« J'ai été utilisé. J'étais très naïf, j'étais vraiment mal en point, et on a profité de moi »*, dénonçant une *« propagande »* qui a *« détruit* [sa] *vie »*.

249. Ce petit livre est une tentative de « réparation » auprès de ces personnes au nom de notre corporation maltraitante avec eux.

250. https://nypost.com/2022/12/11/retired-navy-seal-chris-beck-who-came-out-as-trans-announces-detransition-destroyed-my-life/

Mikael Kruse, Suédois de 36 ans, a changé de sexe à la fin de la vingtaine, mais cela n'a jamais résolu son malaise, et après sept ans, il a finalement détransitionné. « *Je pense que c'est bien de faire une pause pour comprendre ce qui se passe* », a-t-il déclaré à l'AFP[251]. De nouveaux examens cliniques ont révélé qu'il souffrait du syndrome d'Asperger et d'un trouble déficitaire de l'attention, et que la souffrance qu'il pensait être liée à son sexe était due à ces différents facteurs.

Ash Eskridge, étudiante à Missoula, dans le Montana (USA), a commencé à se transformer en garçon à l'âge de 13 ans. Elle a déclaré qu'elle se sentait déprimée à l'âge de 12 ans et qu'elle avait été « *manipulée par des influenceurs de réseaux sociaux* » qui lui avaient fait croire qu'elle était transgenre.

Ash a effectué une transition sociale, qui impliquait de changer de nom, de garde-robe et de se couper les cheveux. À l'âge de 16 ans, Ash a commencé à prendre de la testostérone et sa voix est devenue plus grave. Elle a réalisé qu'elle avait fait une erreur en avril 2023, après s'être sentie « *peu naturelle* » avec des poils et une voix grave, et a commencé à détransitionner. Aujourd'hui, le couple mère-fille s'exprime et plaide en faveur d'une meilleure prise en charge de la santé mentale des adolescents qui vivent une situation similaire à celle d'Ash.

Aleksa Lundberg, longtemps considérée comme une sorte d'ambassadrice de la communauté trans en

251. https://www.france24.com/en/live-news/20230208-sweden-puts-brakes-on-treatments-for-trans-minors

Suède, regrette aussi sa transition[252], et tout particulièrement sa stérilisation[253]. Lorsqu'elle a commencé le processus intensif de changement de sexe d'homme à femme à l'âge de 17 ans, Lundberg n'avait pas beaucoup réfléchi au fait qu'elle devrait être stérilisée.

> « Je croyais que je devais renoncer à tout vestige d'être un homme pour terminer le processus. J'ai pleuré et crié de joie lorsque ce dernier morceau de papier est tombé dans la boîte aux lettres, me disant que j'étais désormais légalement une femme. [...]
> Quand je me suis réveillé et que j'ai réalisé que j'avais perdu une partie importante de mon sens sexuel, ce fut un véritable choc pour moi. [...] J'ai réalisé que j'étais en fait un homme gay féminin qui sentait qu'il devait changer son corps pour être accepté. »

Autre chose est devenu clair pour elle :

> « Les jeunes fondent leur décision pour ou contre le traitement sur les histoires ensoleillées que nous, les personnes trans, racontons dans les médias. Et j'ai caché une partie importante de mon histoire aux gens. »

Elie, une étudiante belge en sciences sociales de 24 ans, a commencé à prendre de la testostérone à l'âge de 16 ans, suivie d'une mastectomie à 17 ans et d'une détransition à

252. https://www.deutschlandfunkkultur.de/zweifel-einer-transfrau-man-wird-schnell-transphob-genannt-100.html
253. https://www.huffpost.com/entry/transgender-forced-sterilization_n_1071328

20 ans. Elle se consacre maintenant à travailler davantage pour améliorer la vie des personnes dysphoriques et des femmes et filles se croyant non conformes au genre.

Nele est une illustratrice et graphiste indépendante de 27 ans originaire d'Allemagne. Elle a commencé sa transition à l'âge de 20 ans pour l'interrompre après deux ans de testostérone et une mastectomie[254]. Elle a récemment publié une bande dessinée sur le thème de la détransition.

La judiciarisation de la politique du genre : négligence, désinformation et maltraitance

Kayla Lovdahl, Californienne aujourd'hui âgée de 18 ans, poursuit ses anciens médecins et deux hôpitaux qu'elle accuse de négligence pour lui avoir pratiqué une mastectomie bilatérale à l'âge de 13 ans, alors qu'elle avait besoin d'attention et de psychothérapie et non pas d'hormones sexuelles croisées ou chirurgie mutilante.

Elle raconte qu'elle a été « *exposée à des influenceurs transgenres en ligne qui l'ont incitée à croire à tort qu'elle était transgenre à l'âge de 11 ans* » et qu'après seulement une « *évaluation de transition de 75 minutes* », les médecins l'ont mise sous bloqueurs de la puberté et testostérone à 12 ans, avant de pratiquer six mois plus tard une double mastectomie. À 17 ans, Lovdahl a réalisé qu'elle n'était pas trans et a commencé à se détransitionner. Négligence, maltraitance…

Sinead avait 29 ans en 2020. Une série d'expériences douloureuses et difficiles arrivées dans sa jeunesse l'ont

254. « Bonjour, nous sommes Elie et Nele »
https://post-trans.com/About-Us

amenée à rejeter la féminité et à désirer être un homme. Maintenant, elle comprend que la « transition » n'a pas résolu ses problèmes et ses inquiétudes, et revient à son sexe de naissance.

À 16 ans, la plus jeune fille de Jannika Häggström a dit à sa mère qu'elle était un homme. La mère a refusé de consentir au traitement de changement de sexe. À l'âge de 18 ans, la fille adulte a été amputée des seins et a pris de la testostérone. « *À l'âge de 20 ans, à peine deux ans plus tard, elle a réalisé que tout cela n'était qu'une idée fixe.* »

Walt Heyer décrit son parcours douloureux[255] : « *Viols subis dans l'enfance puis dépression, sentiment de dépersonnalisation et rejet de mon propre sexe d'homme adulte.* » Il affirme :

> « Trop souvent, les symptômes de stress post-traumatique liés à des violences sexuelles sont interprétés comme une dysphorie de genre avec comme solution le changement de sexe. »

Charlie Evans, journaliste scientifique britannique née femme, a vécu comme un homme pendant dix ans avant de se rendre compte que la transition était une fuite en avant et non pas une solution à ses soucis, et de vivre à nouveau comme une femme.
Elle met en garde contre les décisions précoces, trop rapides et insuffisamment discutées.

255. https://www.genethique.org/detransition-de-genre-un-phenomene-dampleur/

> « Je savais que j'étais un garçon parce que j'aimais les voitures, les camions, la boue et les boîtes – et les filles. Je savais que j'étais un garçon parce que je n'agissais pas comme une fille. Rien chez moi ne semblait girly, et l'idéologie trans dit que tout le monde ressent son genre. Je ne me sentais pas comme une fille. Je savais que j'étais un garçon parce que je répondais aux critères de la dysphorie de genre : une forte aversion pour les jouets et les vêtements typiquement féminins ; amis principalement masculins ; sentir que mes sentiments et mon comportement étaient typiques d'un garçon ; le désir d'être traitée comme un garçon. »

Après sa détransition, elle a créé en 2019 le Detransition Advocacy Network, qui a reçu en moins de trois mois plus de 300 messages de jeunes femmes qui regrettaient leur transition.

Ces témoignages, dont on pourrait facilement allonger la liste, sont autant de crève-cœurs pour nous médecins, psychologues dont l'obsession continue pendant l'exercice fut de tenter avec nos faibles moyens et plus ou moins de succès, d'aider, soutenir nos patients, comme tant de médecins de campagne et de médecins de famille d'autrefois qui couraient à l'appel de leur malade, pour leur donner leurs meilleurs soins en fonction de leur expérience éclairée par les données de la science d'alors (arrêt Mercier 1936). Loin de nous tous l'idée d'influer sur leurs modes de vie, quel que fût leur choix. Qu'est-il arrivé à certains d'entre nous ?

Les associations de soutien aux détransitionneurs

Charlie Evans, la journaliste ex-trans, a créé le réseau de défense de la détransition[256] dans le but d'unifier et de faire entendre la voix et le profil de ces personnes, afin qu'elles se sentent moins seules.

> « La détransition n'est pas le résultat d'une pression sociétale, c'est une décision personnelle que nous prenons parce que nous cherchions une solution là où nous n'en avions pas. »

D'autres groupes de soutien et de défense des droits des personnes en détransition sont apparus ces dernières années : DetransCanada[257], Detrans Voices[258], SexChange-Regret.com[259], et en Belgique, Post Trans[260], Our Duty[261]. En 2018, Häggström, père d'une victime de l'idéologie trans, a lancé l'initiative Gender Identity Challenge Sweden [262] (GENID) après avoir observé une tendance inquiétante.

> « Presque aucune mère ou aucun père n'ose refuser à son enfant le consentement à des interventions chirurgicales. Ce souhait n'est plus guère remis en question, car de nombreux parents rapportent que leurs enfants ont rompu le contact avec eux parce que d'autres jeunes trans leur ont conseillé de le faire sur Internet.

---

256. https://pro-lgbt.ru/fr/6649/
257. https://i.redd.it/7pgcf77up8161.png
258. https://twitter.com/detrans_voices
259. Take back your life others have. You can, too. https://sexchangeregret.com/
260. https://post-trans.com/Temoignage-detransition-francais-6
261. https ://ourduty.group/
262. « Défi d'identité de genre ». https://genderchallenge.no/home-1/

> Deux parents avaient également indiqué que le Bureau de protection de la jeunesse les avait rappelés parce qu'ils avaient refusé de s'adresser à l'enfant avec le "pronom correct". Le réseau compte une centaine de membres qui veulent empêcher les médecins de continuer à faire des expériences sur leurs enfants. »

> « Les opérations et les traitements hormonaux sont une expérience, il n'y a pas d'études scientifiques à long terme sur les conséquences de telles interventions. Les jeunes ne peuvent donc pas donner leur consentement éclairé. »

GENID demande un âge minimum de 25 ans pour les interventions chirurgicales.
Cette association souligne une évidence : **tous ces traitements sont expérimentaux** de fait, car ils n'ont pas été le sujet d'essais randomisés dans cette indication et ni d'études observationnelles importantes qui permettraient de démontrer le bénéfice de ces traitements lourds versus abstention et suivi.
Ces groupes témoignent du besoin de communautés de personnes en détransition pour répondre à leurs besoins spécifiques et les sortir de l'isolement qui les guette à nouveau.

La détransition, phénomène croissant difficilement quantifiable

S'il est dans les médias mainstream beaucoup question de genre et de transition, la détransition est un sujet rarement médiatisé. Son étude est rendue difficile par le militantisme de certains médecins, le suivi médical et psychologique trop court (beaucoup de détransitions sont réalisées tardivement, parfois dix ans après le changement de sexe) et globalement, très insuffisant des transsexuels traités. La censure active des extrémistes transgenres pour toute étude ou réunion sur les détransitions dissimule le problème.

Une fascination pour l'idéologie transgenre chez certains médecins[263]

Ces médecins sont « *tentés d'administrer ce qu'ils voient comme un remède miracle qui apporte une sensation de soulagement à court terme, solution séduisante au regard de la difficulté à traiter des troubles comme l'anorexie, l'autisme ou les "psychoses larvées"* », estime le professeur Céline Masson, psychologue.

Le docteur Anne Perret, pédopsychiatre, dénonce une « *fascination pour ces discours autour de la transidentité* » de la part des professionnels de santé, « *les exigences du champ clinique s'effacent devant le militantisme* ». Avec, comme conséquence, un « *interventionnisme médical trop rapide* » et la difficulté psychologique d'en étudier objectivement les résultats à long terme.

Le suivi des transgenres trop court et très incomplet

Comme chirurgien et cancérologue et/ou comme pédiatre cancérologue, nous avons suivi toute notre vie (y compris comme retraités quand ils le désirent au moins à titre de conseillers et/ou devenus amis au fil des décennies) les malades que nous avons soignés (opérés et/ou

263. https://www.genethique.org/detransition-de-genre-un-phenomene-dampleur/

chimiothérapés puis surveillés dans les années cruciales du suivi). Au-delà de la satisfaction énorme de rester en contact avec ces personnes dont nous avons partagé des moments si importants dans leur vie, cela a constitué la seule manière de savoir si nos indications étaient bonnes et les opérations pertinentes en regard de leur devenir tant médical que général, leur vie, leurs métiers, leur famille, leurs enfants.

C'est tout ce qui fait la richesse de notre métier, malgré ses difficultés devant la lourdeur des pathologies et le vécu des patients et certains échecs inéluctables et douloureux. Il en va de même de tous les cancérologues, chirurgiens, radiothérapeutes, ORL, etc., et tous les médecins sérieux que nous avons rencontrés : ils suivent les malades qu'ils traitent et évaluent leurs résultats pour améliorer les soins des patients suivants. Cela fait d'ailleurs partie de leur devoir.

Curieusement, il semble que trop peu de médecins prescripteurs d'hormonothérapie de transition, ou chirurgiens de réassignation sexuelle pratiquent un suivi attentif, régulier et prolongé de leurs patients ! C'est étonnant et cela témoigne très certainement de profils particuliers des soignants qui s'engagent dans cette spécialité très spéciale et difficile, où la psychiatrie tient une grande place trop niée tant chez les soignés que chez les soignants. Des recherches existent-elles en ce sens ? S'agit-il d'essais cliniques sauvages ?

À ce jour, aucune étude à grande échelle et à long terme n'a évalué l'incidence de la détransition et la fréquence du regret chez les patients qui ont reçu un traitement d'affirmation de genre, singulièrement chez les mineurs, qu'ils aient opté ou non pour une détransition. Pourtant, les études portant sur les transitions et les détransitions sont indispensables pour améliorer la connaissance scientifique et la prise en charge de la dysphorie de genre[264].

En Grande-Bretagne, le rapport d'Hilary Cass[265] [266] a démontré que le service pédiatrique de la clinique Tavistock, spécialisé dans les changements de genre, n'avait pas réalisé « *de collecte de données systématique et cohérente* » et que « *son approche n'a pas été soumise à certains des contrôles de qualité habituels lorsque des traitements nouveaux ou innovants sont introduits* ».
De plus, les médecins avaient été « *soumis à une pression pour qu'ils adoptent une approche affirmative inconditionnelle*[267] ». Ce qui allait « *à l'encontre du processus standard d'évaluation clinique et diagnostic qu'ils ont été formés à entreprendre dans toutes les autres situations cliniques* ». Ce rapport a entraîné la fermeture du service spécialisé[268].

C'est bien là où le bât blesse. Cette « spécialité » diffère de toutes les autres : le patient mineur a droit de décision contrairement à toutes les autres pathologies (greffe, amputation, chimiothérapie, etc.), son avis immédiat

264. https://www.reuters.com/investigates/section/youth-in-transition/
265. « Pression sur les médecins, manque de contrôle… : Un rapport du NHS met en cause le Tavistock Centre ». https://www.genethique.org/pression-sur-les-medecins-manque-de-controle-un-rapport-du-nhs-met-en-cause-le-tavistock-centre/
266. https://cass.independent-review.uk/
267. Qui promeut l'« affirmation » du genre en fonction du seul ressenti de la personne.
268. « La fermeture de la clinique Tavistock fait suite à un rapport accablant sur une faute professionnelle idéologique », *The Times*, 29.7.2022. https://segm.org/Tavistock-closure-the-times

est décisif, sans discussion multidisciplinaire ni prise en charge psychologique, le suivi psychologique est très facultatif, le suivi des patients sous hormonothérapie ou opérés très aléatoire. À notre connaissance, il semble bien que l'oukase RCP (réunion de concertation multidisciplinaire) n'ait pas atteint ce milieu.

En Suède, premier pays du monde à avoir autorisé les traitements pour changer de sexe, le rapport de l'Autorité nationale de la santé a révélé qu'une fille sur trois, âgée de 13 à 17 ans traitée pour dysphorie de genre, souffrait en fait de trouble anxieux, qu'un autre tiers de dépression, qu'une sur cinq d'un déficit de l'attention avec ou sans hyperactivité et une sur sept d'autisme. Ravages.
L'agence sanitaire a décidé en février 2022[269] *d'arrêter l'hormonothérapie de transition de genre pour les mineures, sauf dans de très rares cas* » « et que *les mastectomies pour les adolescentes souhaitant faire la transition devraient être limitées à un cadre de recherche* ». En décembre 2022, dans un communiqué le chef du Conseil, Thomas Linden, a déclaré : « *L'état incertain des connaissances appelle à la prudence.* »
Aux USA, les études réalisées ont montré qu'aucune « clinique du genre » ne suit systématiquement le devenir des personnes qu'elles traitent, ni ne collecte de manière exhaustive les données sur le devenir des transgenres à moyen et long terme.

269. https://www.i24news.tv/fr/actu/international/europe/1675848624-la-suede-met-le-frein-sur-les-traitements-de-changement-de-sexe-pour-les-mineurs

Une censure souvent violente des études sur la détransition

Les extrémistes pro-transgenre s'opposent systématiquement aux enquêtes scientifiques et aux débats sur la détransition recourant à la diffamation et parfois même à la violence.

Lors de la Conférence sur la santé des trans de Philadelphie de 2017[270], deux tables rondes prévues sur la détransition ont été annulées par le comité organisateur par crainte de « *débordements incontrôlables* ».

La même année lorsque le psychothérapeute britannique James Caspian a voulu rédiger sa thèse à l'Université de Bath Spa sur la « détransition », sa proposition a été rejetée par le jury en raison du risque de « *recevoir des critiques sur les réseaux sociaux, et donc de nuire à l'image de l'université* »[271].

Une censure assumée par les autorités qui lui ont indiqué que son sujet était « *potentiellement et politiquement incorrect* ». Caspian a porté plainte en justice devant la Cour royale en 2019, mais le juge a refusé de prendre en compte sa demande. Ses avocats portent maintenant l'affaire devant la Cour des droits de l'homme de l'UE et soutiennent que Caspian a vu « *son droit d'accès au tribunal violé, sa liberté de poursuivre des recherches universitaires légitimes violée et que le fondement de la décision d'entraver sa liberté académique était discriminatoire* ».

Quel meilleur moyen de ne pas savoir que de faire l'autruche ?

270. https://www.arcusfoundation.org/events/2017-philadelphia-trans-health-conference/

271. https://www.thepinknews.com/2021/02/09/james-caspian-transgender-trans-bath-spa-european-court-human-rights/

Les extrémistes trans, au lieu d'aborder objectivement le thème de la détransition en faisant valoir leurs arguments, accusent ceux qui le font de « *désinformation* », d'être « *proches de l'extrême droite* » et militent pour empêcher tout reportage sur le sujet[272] comme le reportage de la radiotélévision suisse réalisé par Mauro Losa et Sofia Pekmez.

Ce documentaire (*Détransition, ils ont changé de sexe et ils regrettent*)[273] a été accusé d'être réducteur et orienté[274], de même que le magazine *Nous, les Européens Enfants transgenres : l'heure du doute*, reportage de Frédérique Maillard-Laudisa et Giona Messina du 25 novembre 2022[275]. Les extrémistes transgenres n'hésitent pas à proclamer publiquement dans *Libération*[276] mais aussi Médiapart[277] et de nombreux sites de « gauche »[278] [279] [280] [281] : « *Le débat sur la place des femmes trans n'a pas lieu d'être* », démon-

272. « Non à l'instrumentalisation de la question de la détransition dans le débat public ». https://renverse.co/infos-locales/article/non-a-l-instrumentalisation-de-la-question-de-la-detransition-dans-le-debat-3904

273. https://www.rts.ch/play/tv/temps-present/video/detransition-ils-ont-change-de-sexe-et-ils-regrettent?urn=urn:rts:video:13829282

274. https://www.heidi.news/sante/enfants-trans-la-rts-s-emploie-a-faire-peur-avec-un-reportage-reducteur-et-oriente

275. https://www.francetvinfo.fr/replay-magazine/france-2/nous-les-europeens/nous-les-europeens-du-vendredi-25-novembre-2022_5457211.html

276. https://www.liberation.fr/debats/2020/02/26/le-debat-sur-la-place-des-femmes-trans-n-a-pas-lieu-d-etre_1779708/

277. https://blogs.mediapart.fr/arya-meroni/blog/240220/au-dela-du-debat-sur-la-place-des-femmes-trans-dans-le-mouvement-feministe

278. https://agauche.org/2020/03/01/tribune-le-debat-sur-la-place-des-femmes-trans-na-pas-lieu-detre/

279. https://toutesdesfemmes.fr/tribune/

280. https://lanticapitaliste.org/actualite/feminisme/tribune-le-debat-sur-la-place-des-femmes-trans-na-pas-lieu-detre

281. https://www.europe-solidaire.org/spip.php?article52211

trant ainsi le mépris qu'ils portent aux débats d'idées sans lesquels il n'existe pas de démocratie, et in fine aux personnes transgenres et/ou féministes dont l'avenir leur importe peu, qu'ils utilisent comme matériel de propagande politique.

Comment éviter des mutilations aux enfants qui se sentent transgenres ?

Le problème n'est pas qu'un certain nombre de personnes se sentent d'un autre sexe que celui de leur corps visible ; cela a toujours existé, mais de façon très minoritaire. Chez l'adulte informé de ses conséquences, le changement de genre ne regarde que lui, et son choix personnel doit être respecté.

Mais il est totalement paradoxal d'admettre qu'un mineur qui ne soit pas assez mature pour conduire une voiture, signer des chèques, ni consentir à des relations sexuelles, puisse consentir à des traitements qui supprimeront sa fertilité et modifieront son corps de manière irréversible. Le problème devient aigu lorsque des personnes au pouvoir politique affirment que c'est « *la nouvelle normalité* », et tentent d'endoctriner nos enfants dans les écoles et de marginaliser, voire sanctionner et licencier, tous ceux qui s'opposent à cette nouvelle religion ou même simplement souhaitent poser des questions.

Pour éduquer un enfant, il faut l'écouter, lui parler, représenter le modèle de ce qu'on prône, et lui en proposer d'autres qui élèvent sa morale et le détournent du repli sur son soi narcissique.

Pour protéger nos enfants, nous devons exiger une évaluation objective des pratiques transgenres pratiquées depuis des décennies, donc avec un recul suffisant sur leurs résultats et affirmer comme en Suède, en Finlande, en Hongrie en Grande-Bretagne et dans plus de 20 États des USA qu'il s'agit d'une expérimentation qu'il faut réserver aux adultes dûment informés.

9.
Transgenres : prison, vestiaires et toilettes

Quelques conséquences sociétales dans la vie de tous les jours

Si la très grande majorité de la population ne veut pas discriminer les personnes transgenres, elle tient néanmoins à assurer la sécurité des femmes dans les lieux privés (prisons, toilettes, vestiaires en particulier). Ce dilemme de choix entre inclusivité des individus transgenres et sécurité des femmes est d'une brûlante actualité. Les féministes se trouvent plongées dans de nouveaux dilemmes qu'elles n'avaient pas anticipés.

La loi française prône l'inclusivité[282] des trans en prison

La vie des transgenres en prison n'est pas facile. Dans un avis publié au *Journal officiel* en juillet 2021, la Contrô-

282. De fait, autoriser que les femmes transgenres nées hommes soient incarcérées dans les départements des femmes et les hommes trans nés femmes chez les hommes.

leuse générale des lieux de privation de liberté, Dominique Simonnot, le rappelle ainsi :

> « Actuellement, les personnes transgenres privées de liberté subissent de nombreuses atteintes à leurs droits fondamentaux dont le cumul est susceptible de constituer un traitement cruel, inhumain ou dégradant au sens de la Convention européenne des droits de l'homme. »

> « Le procédé, qui consiste à fouiller une personne pour voir ce qu'elle est anatomiquement, doit être banni. C'est trop dur, horriblement intrusif et terriblement humiliant. »

> « L'affectation, les fouilles ou la poursuite des traitements médicaux des détenus sont souvent problématiques dans les lieux de privation de liberté d'expression de leur genre qui est souvent annihilée ou limitée [...] le manque d'accompagnement par les médecins, ainsi que les difficultés pour les détenus à poursuivre leur traitement hormonal. »

Elle estime d'ailleurs qu'« *un homme transgenre avec un vagin peut être incarcéré avec les hommes, seule compte l'autodétermination de la personne* ».

Mais entre la théorie et la pratique, s'insère le déni du réel et de ses difficultés, même avec toute la bonne volonté possible.
Ce choix bien compréhensible d'améliorer les conditions d'incarcération de l'infime minorité transgenre (0,1 % de la population générale) ne doit pas entraîner la mise en danger des femmes en prison, comme le démontrent les

exemples des pays étrangers qui ont pratiqué l'inclusion des prisonniers transgenres avant nous.

L'insécurité des femmes de naissance au contact des femmes transsexuelles (nées hommes)

En Angleterre, Karen White[283], une femme transgenre de 52 ans, qui n'avait pas été opérée pour son changement de sexe, a violé quatre de ses codétenues dans la prison pour femmes de New Hall à Wakefield, dans le West Yorkshire[284].

Et ce n'est pas le seul cas anglais puisque *The Times* dénombrait en 2020 six exemples d'agressions sexuelles de femmes par leurs codétenues nées hommes, mais se proclamant femmes trans[285].

Aux USA, le *New York Post* a rapporté[286] en avril 2022 un viol survenu dans la prison de Rikers, dans l'État de New York.

> « Ramel Blount, un détenu transgenre de Rikers, a violé une détenue alors qu'il se trouvait dans la section des femmes de la prison et a été condamné à sept ans. »[287]

---

283. "Transgender inmate admits Wakefield jail sex offences". https://www.bbc.com/news/uk-england-leeds-45436953

284. « Emprisonnée dans une prison pour femmes, la transgenre viole ses codétenues ». https://www.francesoir.fr/societe-faits-divers/emprisonnee-dans-une-prison-pour-femmes-la-transgenre-viole-ses-codetenues

285. https://www.thetimes.co.uk/article/seven-sex-attacks-in-womens-jails-by-transgender-convicts-cx9m8zqpg

286. « Comment s'incliner devant le lobby transgenre a conduit à un viol dans la prison de Rikers ». https://nypost.com/2022/04/26/how-bowing-to-the-trans-lobby-led-to-a-rikers-prison-rape/

287. https://nypost.com/2022/04/25/transgender-rikers-inmate-gets-7-years-for-raping-female-prisoner/

Au Canada[288], l'enquête du journal *La Presse*[289] rapporte le cas de Steve Mehlenbacher, qui a commencé en 2018 à s'identifier comme femme, à se faire appeler Samantha et a pu ainsi être transférée dès 2019 à Grand-Valley, l'une des cinq prisons pour femmes du Canada.
Cette criminelle invétérée a créé *« une traînée de victimes, dont plusieurs ont été terrorisées » par son comportement et ses « violations répétées de conditions »* tout au long de son parcours carcéral.
« Des codétenues l'ont rapidement accusée d'avoir menti au sujet de son identité de genre pour avoir des relations sexuelles avec des femmes. »

Ivan Zinger, enquêteur du bureau de l'*ombudsman*[290] canadien des détenus, a souligné dans son rapport de 2018-2019 que l'intégration des détenus transgenres dans les prisons pour femmes a fait l'objet de plusieurs récriminations de la part de détenues[291].

> « La préoccupation soulevée est compréhensible, particulièrement lorsqu'on tient compte du fait que la plupart des femmes purgeant une peine [fédérale] ont vécu d'importants traumatismes et de la violence sexuelle et physique au cours de leur vie. »
> « De plus, on ne peut pas totalement faire fi du fait que la manipulation est un motif possible pour lequel un détenu de

---

288. https://www.courrierinternational.com/article/prisons-au-canada-des-derapages-lies-a-la-protection-des-detenues-transgenres
289. https://www.lapresse.ca/actualites/2022-10-01/transgenres-emprisonnees-avec-des-femmes/cohabitation-controversee.php#
290. Terme suédois qui signifie représentant du peuple.
291. https://www.lapresse.ca/actualites/2022-10-01/transgenres-emprisonnees-avec-des-femmes/cohabitation-controversee.php

sexe masculin pourrait exprimer son désir de vivre comme un transgenre. »

Les membres du Syndicat des agents correctionnels fédéraux redoutent les transferts de transgenres parce qu'ils considèrent qu'ils ne sont pas outillés pour y faire face.

En Écosse, Isla Bryson née Adam Graham, reconnue coupable du viol de deux femmes en 2016 et 2019, a entamé sa transition de genre entre ses crimes et son procès. Son incarcération temporaire dans un établissement pour femmes a suscité l'indignation dans la population[292] conduisant finalement à un changement de politique. Les prisonniers transgenres sont maintenant incarcérés dans une prison adaptée à leur sexe de naissance.

Au Danemark, la Haute Cour de l'Est a jugé en appel qu'une femme transgenre (née homme) qui a changé son genre à l'état civil pendant qu'elle était en prison pour un viol aggravé, mais qui n'a pas fait de transition chirurgicale, doit purger sa peine dans un établissement pour hommes[293], car sa présence dans une prison pour femmes « *poserait un risque de sécurité significatif pour les femmes détenues* ».
La Haute Cour a déclaré que le fait que la détenue soit « *fouillée nue par des hommes* » et doive « *fournir un échantillon d'urine* » sous la surveillance d'hommes n'enfreignait

292. "Isla Bryson: Transgender rapist jailed for eight years". https://www.bbc.com/news/uk-scotland-64796926
293. https://www.leparisien.fr/societe/danemark-une-femme-transgenre-non-operee-doit-rester-dans-sa-prison-pour-hommes-24-05-2023-G3MCJZH4XRGPVICKLTQKS2Y2JU.php

pas la loi sur l'exécution des peines, car la référence au genre dans la loi doit être « *comprise en tant que sexe biologique* ».

Les viols de toutes sortes étant un problème carcéral notoire, il n'y a rien de transphobe à refuser d'héberger des personnes ayant des organes génitaux masculins dans une unité pour femmes. Refuser de reconnaître des faits biologiques concrets dans de tels cas met simplement les prisonnières en danger.

Les personnes transgenres en dortoirs

Le casse-tête des responsables d'internat ressemble à celui des directeurs de prison.

En France, pour l'internat, la circulaire du ministre de l'Enseignement précise: L'établissement « *peut autoriser l'élève à occuper une chambre dans une partie de l'internat conforme à son identité* », mais ne précise pas la conduite à adopter lorsqu'aucune solution respectueuse à la foi des femmes de naissance et des femmes trans n'est possible.

Au directeur de se débrouiller et d'assumer les conséquences dans tous les sens!

Le problème a été brutalement posé par la mère d'un garçon trans (née fille) non opéré, logé dans le dortoir des filles pendant une semaine de colonie de vacances. « *Il est revenu très abîmé. "Il n'a pas pu aller à l'école de la semaine, il a fallu qu'on l'aide à digérer l'humiliation et le rejet qu'il avait vécu"* », affirme la mère, qui a accusé la mairie de Puteaux de transphobie[294]. La mairie de Puteaux a répondu qu'elle

294. https://rmc.bfmtv.com/actualites/societe/education/son-fils-dans-le-dortoir-des-filles-pendant-une-colo-elle-accuse-la-ville-de-puteaux-de-transphobie_AV-202303130475.html

« *voulait évidemment le bien de cet enfant mais également celui des autres* ». Et explique avoir demandé une chambre seule au prestataire pour Léo, mais qu'aucune n'était disponible.
La mère se rend-elle compte que placer son enfant aux organes génitaux féminins dans un dortoir de garçons en cette période particulière d'ensauvagement l'aurait exposé à des moqueries, à des gestes déplacés, voire à un viol collectif? Toujours le déni de réalité derrière de bonnes intentions.
A contrario, placer une jeune fille trans (née garçon) non opérée dans un dortoir de filles constituerait une menace pour celles-ci.

La solution trouvée à la prison de Caen de créer un secteur réservé aux transgenres est-elle la meilleure, y compris pour les internats tout-venant?
La sécurité d'un trans mineur ne peut manifestement pas être assurée dans un dortoir du sexe opposé et ce n'est pas être transphobe que de privilégier sa sécurité à son inclusion.
D'ailleurs, la circulaire ministérielle prônant l'inclusion des élèves transgenres lors des déplacements, sorties et voyages scolaires précise qu'elle doit s'appliquer « *dans la mesure du possible* ». Débrouillez-vous et pas de vagues. Merci, Monsieur le Ministre.
Espérons qu'en cette affaire, la sagesse prévaudra sur l'idéologie, et que les juges sauront utiliser la formule de la Cour d'appel danoise sur un problème semblable pour une prison: « *La référence au genre dans la loi doit être comprise en tant que sexe biologique.* »

Les personnes transgenres et les vestiaires

Pour un individu transgenre, le gymnase et les vestiaires peuvent être terrifiants. Aussi, la loi demande leur admission selon leur genre.

N'oublions pas qu'il s'agit, pour la grande majorité d'entre eux, de personnes fragiles dont la dépression, les tendances autistes ou autres troubles de la sphère psychologique n'ont pas été pris en compte, tout étant mis sur le compte d'une « dysphorie de genre ». Mais leurs troubles du comportement et leurs souffrances sont bien là et leur sensibilité à fleur de peau omniprésente. Comme rien n'est résolu de fait, toute exposition au risque lié au genre, sur lequel ils ont tout tablé croyant à la guérison miracle promise, est cruelle, d'où ce sujet répétitif des « vestiaires » qui se posent à l'école, dans le sport… Il ne faut pas sous-estimer la réalité de leur vécu à cet égard, les situations terribles dans lesquelles on les a enfermés sans tenir compte de l'état psychologique de fond : en fait, un réel sujet à ne pas prendre pour de la comédie ou du cinéma.

Lorsque l'établissement use de sa faculté de « *convenir avec l'élève de la mise en place d'horaires aménagés* » pour leur utilisation, l'application de la loi ne parait pas poser de gros problèmes de sécurité et d'intimité.

Mais dans le monde réel, des exemples dérangeants abondent où les hommes profitent de la politique inclusive pour entrer sans limite dans les vestiaires des filles. Entre la souffrance des individus trans à respecter et l'usage délictuel de la situation par des individus peu scrupuleux, il ne faut pas être naïf.

L'Association chrétienne de jeunes gens (YMCA) défend une politique inclusive extrême instituée par l'État de Californie où tout trans qui n'est pas reconnu comme agresseur sexuel peut utiliser sans limites les vestiaires du sexe auquel il prétend appartenir. En janvier 2023, lors d'un séjour organisé à San Diego par l'YMCA, Rebecca Phillips, une mineure qui prenait sa douche dans les vestiaires des filles, s'est retrouvée face à un homme nu se déclarant femme trans[295]. Pour protester, des parents se sont regroupés en « SanteeParents4Choice » et ont organisé un rallye des droits des femmes et jeunes filles pour éviter que pareil incident ne puisse plus se reproduire.

Les positions de certains idéologues sectaires qui nuisent aux sportifs

Abbigail Wheeler, 16 ans, nageuse de l'équipe de natation Springfield YMCA SPY, a été bannie du YMCA et expulsée de son équipe de natation pour s'être opposée à un homme nu dans leur vestiaire des femmes[296] après avoir été accusée de tenir « *un discours de haine* ». Sa sœur aînée avait auparavant vécu exactement la même chose avec Lia Thomas.

À New York, Ali Miles, une femme transgenre (née homme), a décidé de poursuivre un studio de yoga qui l'a obligée à utiliser les vestiaires des hommes, après que sa présence ait provoqué un véritable tollé et a donné lieu à des plaintes de la part des autres clientes des vestiaires féminins[297]. Une témoin de la scène a rapporté au *New York Post* :

295. https://nypost.com/2023/01/14/sighting-of-trans-womans-penis-in-ymca-locker-room-sparks-tears/

296. https://www.washingtontimes.com/news/2023/jul/13/support-grows-abbigail-wheeler-who-was-booted-swim/

297. https://www.demotivateur.fr/article/une-femme-transgenre-poursuit-un-studio-de-yoga-apres-avoir-ete-forcee-d-utiliser-les-vestiaires-des-hommes-34223

> « Cette personne, qui prétend être une femme transgenre en transition, est entrée dans les vestiaires féminins avec un short masculin descendant sous les genoux [...] Il n'a pas porté de haut féminin pour couvrir son buste [...] Il était accroupi sur le sol devant les cabines de douche. C'était très inconfortable pour l'une des femmes qui se trouvaient là-bas et elle était complètement nue. »

Ali Miles réclame 5 millions de dollars de dommages et intérêts.

Pour atténuer l'inconfort que tous les élèves – transgenres et cisgenres – pourraient ressentir dans de tels contextes, les nouveaux vestiaires devraient être conçus dans un souci d'intimité, avec des douches individuelles, des vestiaires et des toilettes, privés et fermés. Cette pratique favoriserait le bien-être, non seulement des athlètes transgenres, mais aussi celui de tout athlète ayant une préférence pour la pudeur.

Les personnes transgenres et les toilettes

L'accès aux toilettes est l'une des préoccupations le plus souvent évoquées par les personnes trans[298]. Elles décrivent des sentiments d'inconfort, de stress et d'anxiété associés à de la colère par rapport à l'utilisation des toilettes publiques[299].

298. Hardacker C. T., Baccellieri A., Mueller E. R., Brubaker L., Hutchins G., Zhang J. L. Y., Hebert-Beirne J. "Bladder Health Experiences, Perceptions and Knowledge of Sexual and Gender Minorities". *Int J Environ Res Public Health.* 2019 Aug. 30 ; 16(17):3170. doi : 10.3390/ijerph16173170. PMID : 31480302 ; PMCID : PMC6747507. https://www.ncbi.nlm.nih.gov/pmc/articles/PMC6747507/

299. Rood B. A., Reisner S. L., Surace F. I., Puckett J. A., Maroney M. R., Pantalone D. W. "Expecting Rejection : Understanding the Minority Stress Experiences of Transgender and Gender-Nonconforming Individuals". *Transgend Health.* 2016 Aug. 1 ; 1(1):151-164. doi : 10.1089/trgh.2016.0012. PMID : 29159306 ; PMCID : PMC5685272.

Elles sont conscientes que se retenir d'uriner est mauvais pour la santé, mais utiliser des toilettes publiques leur paraît plus risqué pour elles. Les hommes transgenres (nés femmes) ont souvent le sentiment qu'ils ont besoin d'un compagnon pour les accompagner aux toilettes afin de réduire le risque de violence et ils préfèrent se déplacer dans les endroits où ils peuvent accéder à des toilettes sûres.
L'évitement des toilettes par refus de la saleté ou crainte pour sa sécurité entraîne des « vessies plus faibles ».

L'expérimentation de toilettes mixtes dans un collège de Seine-Saint-Denis et dans un autre à Bordeaux a été l'occasion d'autoglorification des directions et des associations pro-trans.

> « En rénovant les toilettes, en les rendant mixtes et en mettant en place de nouvelles règles d'utilisation, nous agissons pour des sanitaires plus propres, des élèves qui ne se retiennent plus et un climat plus serein au sein de l'établissement. »

Mais les réactions très majoritairement négatives des internautes contredisent cette opinion.
On ne comprend pas comment rendre les toilettes mixtes peut rendre plus sereine l'atmosphère d'un établissement. Cette transformation peut éventuellement permettre de diminuer l'attente des femmes dont les toilettes sont chroniquement embouteillées, mais elle ralentit le passage des hommes privés d'urinoirs pour le plaisir de certains militants trans qui les considèrent comme des « *instruments tape-à-l'œil de la masculinité toxique* ».

D'ailleurs, le principal d'un établissement bordelais avoue[300] : « *Je suis pour lutter contre les déterminismes, qu'il y ait une égalité hommes/femmes, mais dans ce cas-là, je ne vois pas ce que cela apporte.* »

Tout le monde souhaite des toilettes sûres, personnelles, verrouillables et propres. On ne comprend d'ailleurs pas pourquoi ces directions ont tant attendu pour les rénover, les entretenir et les nettoyer décemment. Mais les rendre mixtes ne fait plaisir qu'à une infime minorité mal dans sa peau.

Conclusions

L'appropriation des lieux qui étaient réservés aux femmes, tels que les dortoirs, vestiaires, douches, toilettes et de leurs maisons d'hébergement par des hommes biologiques qui se disent femmes trans donne aux hommes toujours plus de pouvoir et la capacité de briser toutes ces protections pour lesquelles les femmes se sont battues.
Saluons le bon sens du Premier ministre britannique Rishi Sunak lors de sa déclaration du 13 avril 2023 :

> « Il est juste de faire preuve de compassion et de compréhension envers ceux qui remettent en question leur identité de genre, mais cela ne devrait pas entraîner la levée des protections pour les espaces réservés aux femmes… En tant que principe de fonctionnement général, le sexe biologique est d'une importance vitale et fondamentale pour ces questions – nous ne pouvons pas l'oublier – et c'est pourquoi nous devons

300. https://www.sudouest.fr/gironde/marsas/gironde-les-toilettes-non-genrees-pas-encore-dans-les-moeurs-a-marsas-6172388.php

nous assurer, en particulier en ce qui concerne la santé des femmes, les sports féminins et les espaces féminins, que nous protégeons ces droits. »

10.
Le business du genre : un marché de plusieurs milliards de dollars

La vérité matérialiste financière sous l'apparence d'humanisme et de bonne conscience ?

D'après une étude de Market Watch, le marché américain de la chirurgie de changement de sexe représentait 1,9 milliard $ en 2021. Avec un taux annuel de croissance de 11 %, il devrait atteindre 6 milliards de dollars en 2030. Ce n'est pas négligeable, même sous la couverture de bons sentiments.

Pour certains chirurgiens lassés de la routine de l'appendicite ou de la fracture du col du fémur, la chirurgie de transformation sexuelle peut constituer une distraction, voire une attirance qui leur assure de plus une notoriété[301] et des gains financiers importants et peut-être même dans

301. Comme apparaître sur cette liste des « meilleurs chirurgiens mondiaux de la chirurgie transgenre ». https://www.clinicspots.com/fr/blog/best-transgender-doctors

le meilleur des cas une occasion de faire valoir sa créativité. Certaines cliniques ont développé cette activité très lucrative.

Le Philadelphia Center for Transgender Surgery a publié quelques prix pratiqués par ses chirurgiens : 25 600 $ pour la chirurgie dite du bas[302], près de 60 000 $ pour la chirurgie « du haut » c'est-à-dire thoracique et plus de 70 000 $ pour la reconstruction faciale. Ce qui place le prix de la seule chirurgie autour de 124 400 $ pour la transition de femme à homme et de 140 450 $ pour la transition d'homme à femme.

La « clinique transgenre pédiatrique » de l'Université Vanderbilt *« soulève de graves préoccupations morales, éthiques et juridiques »*, a déclaré le gouverneur républicain du Tennessee, Bill Lee. Ses activités chirurgicales sont très lucratives : 40 000 $ pour la « reconstruction thoracique » de femme à homme, 20 000 $ pour une vaginoplastie, et jusqu'à 100 000 $ pour les transformations chirurgicales complètes de femme à homme. Matt Walsh[303] a mis en ligne une vidéo montrant le Dr Shayne Taylor parler des finances lucratives des chirurgies transgenres : « *Certains de nos responsables financiers de VUMC ont réduit en octobre 2016 certains prix d'interventions que nous pensions que chaque patient rapporterait… et c'est beaucoup d'argent.* »

Walsh a observé que la direction rémunérait des militants trans pour éduquer le personnel et assister aux

302. La dénomination « chirurgie du bas » et « du haut » est utilisée auprès des jeunes comme plus acceptable, moins dure et est en conséquence utilisée par les chirurgiens.

303. https://www.dailysignal.com/2022/09/21/vanderbilt-tennessee-governor-lee-matt-walsh-transgender-surgeries-minors/

rendez-vous des patients transgenres pour surveiller les médecins et éviter les comportements « *dangereux » tels que les erreurs d'appellation.*

La direction de la clinique muselait l'opposition de ses médecins par « *des menaces et de la coercition* » et comme les paroles du Dr Ellen Clayton, lors d'une conférence en novembre 2019[304], cela « *ne devrait pas être sans conséquence* » si l'un d'entre eux contestait l'exécution des chirurgies transgenres, telles que les vaginoplasties et les phalloplasties, sur les patients[305]. Ces révélations ont convaincu l'Université Vanderbilt qui fait l'objet d'une enquête pour fraude potentielle à la facturation médicale[306] d'interrompre les activités transgenres de la clinique.

Au-delà de la chirurgie aux prix impensables, la prescription de médicaments à vie constitue une rente pour les prescripteurs qui s'assurent une clientèle captive, aux laboratoires pharmaceutiques qui peuvent également jouer sur les prix, les patients étant dépendants des drogues. Les en avertit-on avant toute décision ? Les adolescents sont-ils capables de détecter tous ces pièges cachés derrière la philanthropie apparente des influenceurs et des médecins complices ?

La théorie du genre aboutit à « *la marchandisation du*

---

304. https://www.faithwire.com/2022/09/21/vanderbilt-faces-intense-backlash-over-pediatric-transgender-clinic-doctor-says-those-who-object-should-face-consequences/

305. https://generationsnouvelles.net/le-centre-medical-de-luniversite-vanderbilt-suspend-les-operations-transgenres-pour-les-enfants-apres-un-rapport/

306. https://francedaily.news/fr/lhopital-vanderbilt-remet-les-dossiers-de-la-clinique-transgenre-au-procureur-general-du-gop-dans-le-cadre-dune-enquete/161596.html

corps des enfants »[307] et les transforme en « *consommateurs à vie de produits chimiques hormonaux commercialisés par les firmes pharmaceutiques* ».

Aux USA, le coût des médicaments et des interventions chirurgicales peut atteindre 200 000 $ pour un seul « patient »[308].

Face à une « *augmentation de la dysphorie de genre* », des sociétés américaines d'assurance, comme Aetna et Unicare, acceptent de prendre en charge les frais de certains types d'opérations chez l'adulte : ablation des ovaires et des trompes de Fallope, hystérectomie, ou ablation des testicules.

Les coûts des bloqueurs de puberté, comme les agonistes de la GnRH, peuvent être prohibitifs pour les patients : le coût estimé du leuprolide pédiatrique (injection tous les trois mois) est d'environ 9 500 $ et celui de l'histréline est de 39 000 $[309]. On comprend que les laboratoires pharmaceutiques soutiennent activement les associations des activistes trans.

Ainsi, en plus des coûts chirurgicaux, les dépenses courantes supplémentaires pour conforter le sexe choisi sont souvent élevées, ainsi que les énumère Claire, une femme trans américaine :

> « La chose la plus chère pour une femme trans, c'est l'épilation : environ 75 $ à 150 $ par séance, rien que pour votre

307. https://www.lantieditorial.fr/episode/enfants-transgenres-est-on-alle-trop-loin/

308. https://www.insider.com/medical-treatments-transgender-people-america-expensive-2019-7

309. Salas-Humara C., Sequeira G. M., Rossi W., Dhar C. P. "Gender affirming medical care of transgender youth". Curr Probl Pediatr Adolesc Health Care. 2019 Sep. ; 49(9):100683 Epub, 2019 Nov. 15.

> visage. Et vous pouvez le faire pendant trois à sept ans. Avant la chirurgie thoracique, il faut aussi utiliser des bandages (à 40 $ pièce) pour que votre poitrine ne soit pas aussi visible et une foule d'autres dépenses auxquelles la plupart des Américains n'ont jamais à penser. J'ai probablement dépensé plus de 200 000 $, peut-être 300 000 $, uniquement en médecine. »

Les industries pharmaceutiques et cliniques doivent avoir un meilleur engagement des patients pour obtenir de meilleurs résultats. Une telle conclusion a été étayée par un rapport publié par PwC Health Research Institute (HRI) nommé « Engagement des patients : la stratégie de succès de Pharma dans la nouvelle économie de la santé ». L'engagement des patients est vital pour l'industrie pharmaceutique, car les clients prennent en charge leur bien-être indépendamment des médicaments, et exigent d'être davantage impliqués dans les décisions liées à leurs propres soins de santé, d'où des publicités très ciblées et séduisantes et un marché « beauté » inépuisable. La théorie du genre n'est pas qu'un gadget à visée humaniste, progressiste mais bien une monstrueuse marchandisation du corps sous faux drapeau de compassion, d'attention et de psychologie. Un business d'enfer.

11.
Réseaux sociaux

Quelle est la part de responsabilité des réseaux sociaux dans l'« épidémie » de dysphorie de genre déclarée (ou, plus réellement, une augmentation significative du nombre de personnes qui se déclarent transgenres ?)

Très souvent rendus responsables de tous les maux actuels et en particulier de la désinstruction générale, les réseaux sociaux ne sont, comme les ordinateurs et tous les engins numériques, qu'un outil. De fait, comme dans beaucoup de domaines, ces moyens sont responsables du meilleur et du pire. Le meilleur est tout de même une certaine résistance à l'hégémonie de la pensée unique que sont les médias mainstream audiovisuels et papier, que possèdent moins d'une dizaine de milliardaires et qui leur permettent de lancer un mot d'ordre mondial qui sera répété par les mêmes mots, et images, dans toutes les langues en même temps. Ce stratagème convainc les peuples que « tout le monde est d'accord » et facilite la soumission.

« L'épidémie » de demande de changement de sexe est-elle purement le fruit d'une propagande éhontée sur le Net, très aggravée par l'appât du gain de professionnels peu éthiques et d'établissements privés très rentables ? Les réseaux sociaux, vite accusés de tout et n'importe quoi, y sont-ils vraiment pour quelque chose, voire pour beaucoup ?

La réponse est oui, en partie. On a vu que la théorie du genre tire ses racines les plus importantes dans les années 1960 du siècle précédent, bien avant qu'Internet ne devienne réellement un outil populaire (qu'on peut dater des années 2000-2010 environ). Les réseaux n'ont pas créé le phénomène, mais ont permis son amplification.

À l'heure où le pouvoir mondialiste tente d'imposer le « tout numérique » des services administratifs, à l'école et université, aux soins, leur rôle est devenu très significatif. Le grand essai mondial via le confinement en a montré ses limites, mais aussi son utilité contre le monopole de la pensée unique. La morale de l'histoire est que les réseaux nous confèrent une certaine liberté qui a permis l'efflorescence du meilleur et du pire (ils font piquer des crises de rage d'impuissance aux responsables des gouvernements occidentaux et de l'UE).

Le rôle réel des réseaux (TikTok, Instagram, etc.)

Les témoignages abondent quant à la pression forte mise par les lobbys LGBTQ+ sur les adolescents via les réseaux (si possible les moins fréquentés par les adultes), pour les encourager à s'« affirmer » et imposer leur différence.

Pour beaucoup de jeunes en mal-être, ces soudaines

marques d'attention de groupes qui disent les comprendre leur paraissent douces et consolatrices (contrairement à leurs parents qui refuseraient toute discussion et seraient d'un autre temps selon eux).

Les groupes progenres les acceptent instantanément, les confortent, les charment, les séduisent et les mettent de fait sous *emprise*, selon les schémas des pervers narcissiques classiques. La séduction sera suivie du brutal rejet si l'impétrant souhaitait s'en écarter. Alors on reste, on préfère la gentillesse, l'apparence d'amour aux insultes et au dénigrement, d'autant qu'on est de fait devenu un objet public, facile à harceler sur les supports variés, en cas de tentative d'échappement à l'emprise[310].

Les parents sont généralement écartés du processus qu'ils ignorent longtemps. Quand ils le découvrent enfin, ils ne savent comment réagir, ni éviter les conséquences parfois lourdes de décisions hâtives (rupture familiale, fuite de l'adolescent dans sa chambre ou à l'extérieur risquant parfois de le transformer en SDF). De plus, ils sont sous le regard culpabilisant des services sociaux vite renseignés (par qui ?) s'ils ne cèdent pas avec enthousiasme au désir inopiné de leur progéniture.

Voici quelques réflexions sur le rôle des réseaux, inspirées de témoignages de jeunes gens dans la tourmente[311].

Depuis trois ans environ, le phénomène supposé de

---

310. Tous les livres sur le harcèlement moral en famille ou en entreprise par les pervers narcissiques peuvent aider à comprendre la reproduction de ce schéma général. Voir, par exemple, les ouvrages de la psychiatre Geneviève Pagnard, spécialiste du sujet.

311. https://odysee.com/@Impellobel.odysee:b/Dysphorie-de-GENRE--le-mirage-de-la-TRANSITION:6?

dysphorie de genre s'est aggravé singulièrement à la suite du désastreux confinement de 2020 ayant scotché les ados à leur portable ou ordinateur, privés de relations sociales, amicales, normales du monde réel (surtout au temps de l'adolescence et des premiers émois amoureux) et livrés à toutes les dérives possibles, sans limites. Les vidéos à gogo dans des domaines très variés ont remplacé la lecture commentée par leurs enseignants de livres solides. Elles ont entraîné des dissonances cognitives chez les jeunes en particulier, recevant au milieu de vraies informations d'allure scientifique, des torrents de délires en science, en médecine, en psychologie ou parapsychologie, etc. Au milieu de cette abondance non triée (les parents étaient has been, les enseignants marginalisés, écartés, dépassés), comment s'en sortir ?

La place était libre pour tous les prédateurs de tous domaines, dont celui du sexe et de ses déclinaisons. Vous allez mal ? C'est que vous n'êtes pas dans le bon sexe. On va arranger cela…

Des influenceurs, en recherche de clientèle, nés à cette période pour combler un vide professionnel et/ou amical, ont pris une importance toute spéciale dans la vie de ces jeunes privés d'école, et en froid avec leurs parents à force d'enfermement forcé et de promiscuité permanente devenue rapidement insupportable. Casser les familles, une des ambitions des mondialistes, avait une arme de plus et des succès indiscutables…

Quant au malaise (= la dysphorie) lié au genre, il s'est aggravé en France depuis ces moments pervers.

Des enseignants racontent avoir été confrontés au type de schéma déjà décrit aux USA :

> « Brutalement en quelques jours, on assiste à la naissance rapide d'un groupe de jeunes filles se disant garçons. Elles se connaissent entre elles, sont amies proches ou camarades de classe. On assiste à une contagion sociale leur donnant une sensation d'appartenance à un groupe. »

Enfin, ne plus être seule, ou en tout cas, ne plus se sentir seule grâce au groupe qu'on retrouve quand on le souhaite sur le réseau, sans censure, sans limite, H24... Les échanges peuvent durer des heures sur le portable caché sous la couette.

Ces jeunes filles s'encouragent par la crainte de leur féminité. La difficulté d'être femme aujourd'hui conduit de nombreuses jeunes filles à ne plus s'habiller selon leurs choix, mais préventivement pour limiter les agressions dans le métro, et à ne plus fréquenter certains quartiers ou trottoirs de grandes villes comme Paris.

La pornographie, si répandue sur le Net, facilement regardée par les préadolescents très jeunes, entraine une effraction cérébrale qui les perturbe et aussi un certain rejet de la féminité par des jeunes filles écœurées de ce qu'elles ont vu.

Très souvent, ces jeunes filles sont aisées, leurs mères, libérées souvent absentes, ont transmis à leurs filles un féminisme victimaire. « *En tant que femmes, elles seront toujours victimes.* » Et de plus, elles ont une représentation de la sexualité brutale, par l'image de la femme dans les films pornographiques, mais aussi par les récits quotidiens de féminicides et d'une société qui ne condamne plus le viol, même à répétition. Alors, ne vaut-il pas

mieux être un homme ? Mais est-ce cela qu'on appellera se sentir homme ?
Les discours à l'école expliquent contre toute évidence historique, « qu'*en tant que femmes, elles sont toujours victimes depuis des temps immémoriaux* ». Alors, puisque le récit imaginaire de la théorie du genre leur explique que la notion de femme est une construction pure et simple, qu'il y aurait un complot patriarcal pour imposer l'hétérosexualité, pourquoi ne pas choisir le bon genre ?
Le terrain bien préparé, fertilisé, les influenceurs[312] les adressent à des médecins militants et/ou leur procurent des adresses leur permettant d'acheter des modificateurs hormonaux sans surveillance médicale.
L'avantage des réseaux permet de passer les messages positifs, recruteurs comme dans les sectes. Les personnes qui transitionnent vivent un moment d'euphorie. Parmi elles, de vrais patients de pathologies qui auraient dû être pris en charge par de vrais médecins psychiatres : « *des personnes qui ne peuvent pas se doucher que dans le noir. Elles se sentent libérées.* » Mais pour combien de temps ? Quand le malaise revient inéluctablement (puisque le problème de fond n'a pas été pris en charge), les jeunes proies sont de nouveau seules et perdues.

Confusion entre homosexualité et transgenrisme
On constate sur les réseaux que de nombreuses jeunes filles qui veulent devenir garçons s'identifient initialement comme des lesbiennes. Or, ce sont des choses très différentes.

312. Pas nécessairement désintéressés financièrement !

Beaucoup de témoignages montrent qu'on les pousse rapidement à « changer de genre » et qu'il n'y a aucune protection en ligne sur l'effet militant : « pas de garde-fou » : « *Je suis ce que je dis* », « *C'est une donnée qui ne peut être discutée* », leur affirme-t-on. Les personnes qui en reviennent ont l'impression de *sortir d'une emprise de type sectaire.* Ces ados sous emprise du Net se sont de fait exclus de leur famille dont ils s'isolent, refusant de communiquer. Ils remplacent ces liens si importants par l'influence de sortes de gourous qui leur expliquent ce qu'ils doivent faire et surtout penser.

La numérisation des échanges aggravée et voulue par la « plandémie » Covid a multiplié ces dérives dramatiques pour notre jeunesse. Collés sur leur portable à tout moment, ils oublient que l'homme est un animal social qui, sans contact humain, physique en particulier dégénère[313]. Les influenceurs les saturent de messages, d'hyper affectivité supposée souvent feinte. Mais gare aux hésitants, aux renégats qui sentent s'être trompés. Ils se font insulter par les mêmes, diffamer, voire harceler. Si on fait un pas en arrière, on devient *traîtres à la cause,* ringards, on ne vaut rien. Imaginez les ravages psychologiques chez ces ados déjà fragiles.

Les parents doivent reconquérir leur autorité protectrice, contre toute cette propagande médiatique, cinématographique, scolaire, universitaire, pour donner des repères,

313. Les séances de « Câlins gratuits » organisées sur la Promenade des Anglais à la sortie des mesures coercitives injustes en ont revigoré un bon nombre. Prendre dans ses bras des passants suffisait à retrouver contact, un souffle, une envie de vivre. Les toucher tout simplement est un geste humain dont tous ont besoin comme le vieillard au fond de son lit dont on prend la main. Bravo à celle qui a inauguré ces moments de guérison à Nice.

des limites à leur petit. Un enfant, puis un adolescent a besoin de sentir cette force bienveillante près de lui qui n'est pas l'outil de l'oppression que voudrait leur vendre la *cancel culture*, mais bien celui de l'amour.

En faisant disparaître l'image du père, en voulant la remplacer par une autorité étatique hygiéniste, sous prétexte de prévention médicale, les mondialistes ont cassé l'autorité parentale.

12.
Propagande, censure et réactions

Le transgenrisme, une source de pouvoir

Le féminisme, devenu ringard, ne paie plus en termes d'ascension sociale aux plus hauts niveaux car les bonnes places sont pourvues. Il fallait trouver autre chose.

Depuis plusieurs années, on assiste dans les médias, les organismes officiels et sur Internet à une intense propagande pro-genre et pro-transsexuelle permanente visant officiellement à en favoriser « l'inclusivité », et en pratique à donner plus de postes aux transgenres à tous niveaux dans les entreprises, afin de leur donner, selon leurs souhaits, plus de visibilité[314].

Notons qu'il ne s'agit de fait que de l'opinion d'une minorité de personnes transgenres, la plupart de ces dernières souhaitant vivre tranquilles sans publicité, comme tout un chacun. Mais de fait, il semble bien que ceux que l'on entend si fort soient plus préoccupés d'obtenir

314. Certaines ont très bien réussi, comme la secrétaire adjointe à la Santé de Joe Biden, par exemple.

des postes prestigieux grâce à cet affichage que de leur genre, leur transgenrisme, n'étant qu'un moyen d'accéder au pouvoir.

Cette propagande médiatique couplée à celle des mêmes lobbies sur les réseaux sociaux est associée à une augmentation de dysphorie (malaise) de genre parmi les jeunes et suscite en boomerang des réactions d'intolérance aux minorités sexuelles avec augmentation nette des actes homophobes et transphobes.

N'est-il pas temps d'être plus mesuré et plus prudent dans cette surreprésentation des transgenres dans l'intérêt même des minorités sexuelles jusqu'ici assez bien acceptées dans la population ?

La propagande pro-trans est omniprésente

La dysphorie de genre figurait comme diagnostic dans la dernière édition du manuel américain des maladies des mentales (DSM-5-TR)[315]. Au fur et à mesure des différentes éditions de ce manuel, les expressions qui lui ont été appliquées sont passées de *transsexualisme à incongruence de genre, puis dysphorie de genre.*

Depuis 2013, l'American Psychiatric Association (APS) précise que « *la dysphorie de genre n'est pas un trouble mental* » et l'OMS en a fait de même en 2019. L'APS en évalue l'incidence de 0,005 à 0,014 % des personnes nées de sexe masculin et de 0,002 à 0,003 % des personnes nées de sexe féminin. Ce n'est pas une affection nouvelle, mais depuis 2017, elle a été très médiatisée, comme le

315. https://www.msdmanuals.com/fr/professional/troubles-psychiatriques/sexualité-dysphorie-de-genre-et-paraphilies/incongruence-et-dysphorie-de-genre

montre le graphique suivant tiré du dictionnaire de la langue française[316].

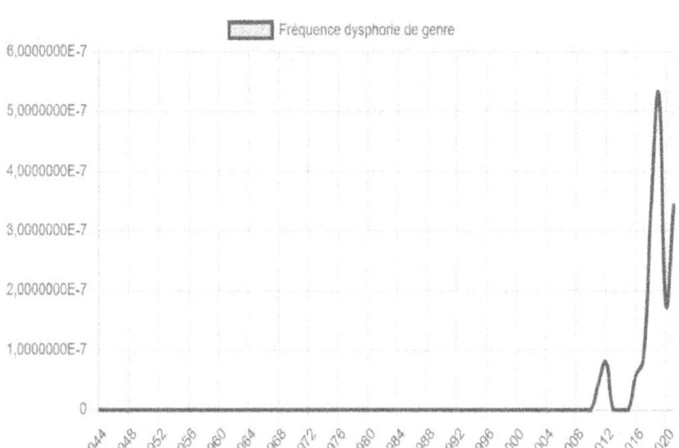

Source : Gallicagram. Créé par Benjamin Azoulay et Benoît de Courson, Gallicagram représente graphiquement l'évolution au cours du temps de la fréquence d'apparition d'un ou plusieurs syntagmes dans les corpus numérisés de Gallica et de beaucoup d'autres bibliothèques.

Et en parallèle, on constate une explosion du nombre d'articles médicaux essentiellement américains publiés chaque année sur le sujet[317].

316. https://www.lalanguefrancaise.com/dictionnaire/definition/dysphorie-de-genre
317. Reisner S. L., Poteat T., Keatley J., Cabral M., Mothopeng T., Dunham E., Holland C. E., Max R., Baral S. D. "Global health burden and needs of transgender populations : a review". Lancet. 2016 Jul. 23 ; 388(10042):412-436. Epub 2016 June 17. https://www.ncbi.nlm.nih.gov/pmc/articles/PMC7035595/

Pourquoi les pouvoirs publics accordent-ils une telle importance aux militants trans-affirmatifs qui ne représentent que très peu de personnes (surtout les militants !) ? Pourquoi leur ouvre-t-on les portes des ministères (en premier lieu santé, éducation, culture, etc.), des collectivités locales qui financent abondamment leurs projets[6] ou des autorités administratives ?

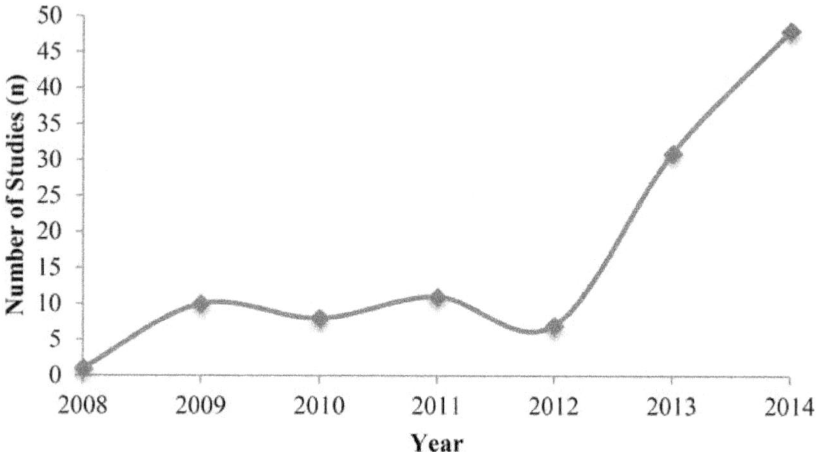

Cette médiatisation croissante s'est accompagnée d'une modification de la représentation des transsexuels[318]. De fait divers marginal dans les années 1980 (les travestis et les transsexuels, en particulier brésiliens du bois de Boulogne), le transgenrisme est devenu « fait de société » dans les années 1990 (popularisation du cabaret transgenre), puis « question de société » (maladie ou état ?), maintenant *problème majeur de société* instrumentalisé par certains poli-

318. « Les constructions médiatiques des personnes trans – Un exemple d'inscription dans le programme "Penser le genre" en SIC. » https://www.cairn.info/revue-les-enjeux-de-l-information-et-de-la-communication-2014-1-page-35.htm

tiques qui l'inscrivent dans le mouvement de lutte contre les discriminations et enfin, vote de lois[319].

Ces dernières confèrent aux transgenres des droits dérogatoires du commun et des définitions de plus en plus extensives de la transphobie. Leurs militants trans et les politiques en mal de sujet porteur espèrent ainsi créer un consensus élevant la transphobie au rang de fléau social. Ainsi le dépôt de projet de loi par les députés LFI en ce mois de septembre 2023 d'autoriser la GPA chez les transgenres montre bien le dévoiement des politiques qui évitent ainsi de parler de la pauvreté qui explose ou de la perte de la liberté d'expression. La manipulation de ces personnes transgenres en souffrance par les politiques est très choquante et démonstrative du patient, citoyen devenu objet.

Prétendre, comme certains militants trans extrémistes, que « *renvoyer le genre au sexe biologique constitue le fondement d'un discours transphobe* » montre à quel degré de déni de la réalité et de sectarisme ils sont parvenus. Rappelons-leur que la transphobie se définit par la manifestation de rejet, de mépris ou de haine envers les trans et non pas par le rappel du fait biologique incontestable que l'humanité est bisexuée, comme d'ailleurs toutes les espèces vivantes évoluées.

Des accusations de transphobie extensives, infondées mais intimidantes

On a ainsi récemment rapporté au Canada l'exclusion de son école d'un élève accusé d'être transphobe, pour

319. Le 18 novembre 2016 est passée la « loi de modernisation de la Justice du xxie siècle », selon laquelle il est possible de changer de sexe sur ses papiers d'identité, si on est perçu par son entourage du genre par lequel on se définit.

avoir dit qu'il n'y avait que deux sexes biologiques[320]. L'exclusion de son travail a été pratiquée envers Dave Bloch, un entraîneur de snowboard au lycée Woodstock Union High School où il exerçait depuis dix ans, pour être intervenu dans une conversation entre deux élèves pour savoir si un homme qui se prétend femme peut légitimement concourir chez les femmes. Il a dit qu'à son avis, les hommes différaient des femmes du point de vue génétique, et que cela leur conférait un avantage en sport, étant statistiquement plus rapides et plus forts, et a été licencié pour avoir exprimé son opinion[321]. Licencié par déni des autorités. Nous avons démontré dans le chapitre consacré au sport chez les transgenres qu'il n'a fait que relater des faits maintenant reconnus par la plupart des fédérations sportives internationales.

Madame de Fontenay[322], égérie du concours Miss France depuis des décennies, a été mise en examen pour « *injure transphobe* » après avoir rappelé que l'article 2 du règlement du concours stipule : « *Les candidates au titre de Miss France ne doivent pas avoir eu recours à la chirurgie plastique* » réservant ainsi de fait la candidature aux seules femmes de naissance, car jusqu'ici, aucune femme trans ne s'est présentée à un tel concours sans avoir été multi-opérée. Quelle difficile fin de carrière

320. https://www.msn.com/fr-fr/actualite/education/un-%C3%A9l%C3%A8ve-canadien-d-une-%C3%A9cole-catholique-exclu-de-son-lyc%C3%A9e-pour-avoir-dit-qu-il-n-y-avait-que-deux-genres/ar-AA17kG0g

321. https://www.washingtontimes.com/news/2023/jul/19/david-bloch-snowboarding-coach-sues-school-after-b/

322. https://www.ohmymag.com/people/actu-people/genevieve-de-fontenay-mise-en-examen-pour-transphobie-ses-propos-choquants-tenus-en-2021_art159461.html

pour cette femme qui avait tout donné à ce concours mythique.

La peur des familles et des médecins psychiatres, généralistes, etc. d'être poursuivis pour transphobie en cas de refus de satisfaire immédiatement le souhait de l'enfant de s'afficher et de recevoir des traitements à visée de transformation conduit trop de mineurs à se retrouver d'emblée dans le TGV de la transition, sans avoir pu bénéficier d'une longue période de maturation de leur décision avec leurs proches familiaux, enseignants, médecins de famille. Ces enfants sont finalement les victimes de la mode imposée par les lobbys et en paieront les conséquences toute leur vie.
Séries télévisées, films, documentaires, sites internet, colloques, publications, travail artistique mettent très fréquemment en scène, et parfois sans aucune justification artistique ni scénaristique, cette très petite minorité sexuelle (0,02 à 0,1 % de la population) pour en augmenter la visibilité. Depuis décembre 2020, 4 documentaires et reportages prônant la théorie du genre et/ou le trans sexualisme ont été diffusés sur Arte, M6, TMC et TF1, dont certains en prime time, c'est-à-dire pendant le moment d'audience familiale devant la TV.

La promotion du changement de sexe, marqueur politique de « gauche »

L'ex-ministre de l'Éducation nationale Pap Ndiaye a proclamé « *l'éducation sexuelle à l'école est ma priorité* » et prétendu que « l'*enseignement de la théorie du genre à l'école permettrait de lutter contre les discriminations, les violences sexuelles et sexistes, les LGBTphobies* ».

Sous couvert d'éducation sexuelle, le ministère a organisé la promotion de la théorie du genre et du transsexualisme dans les écoles par des associations subventionnées. En septembre 2021 (sous le ministre Blanquer sous pression), il a publié une circulaire pour que l'École affirme le genre autodéterminé par l'enfant. Cette propagande de la transidentité à l'École convainc de plus en plus d'enfants qu'ils sont peut-être nés dans le mauvais corps qu'il leur appartient de choisir d'être fille ou garçon et qu'il est possible de changer de « genre » et de sexe ! Malheureusement, les sensations de mal-être chez les préados et adolescents sont le cortège habituel du passage à l'âge adulte, et les réduire de plus en plus à des problèmes d'identification aboutit à méconnaitre les dépressions et autres troubles psychologiques et psychiatriques (multipliés par les confinements et mesures coercitives de la période Covid), de mettre un pansement via un faux diagnostic et les laisser isolés dans leurs souffrances.

Promues par les médias et le show-biz, soutenues par l'État et les juridictions internationales, les revendications des droits des transsexuels sont largement instrumentalisées par des militants politiques et constituent le nouveau combat progressiste à la mode. Les partis en recherche de clientèle après avoir abandonné les classes les plus pauvres, ouvriers, employés, smicards se sont spécialisés dans la défense des minorités, important en France l'histoire américaine qui n'est pas la nôtre. Voir fleurir dans les universités des réunions officiellement censées lutter contre le racisme « interdites aux personnes blanches » témoigne de la folie actuelle dans un pays si longtemps peu raciste. La défense des minorités sexuelles jusque-là bien tolérée relève d'un calcul politique, électoraliste dont ces mêmes minorités deviennent parfois les victimes collatérales.

Joe Biden a choisi Rachel Levine femme trans comme secrétaire adjointe de la Santé :

> « Elle représente un choix historique et extrêmement qualifié pour aider à mener les politiques de santé de notre administration… elle apportera le leadership ferme et l'expertise cruciale dont nous avons besoin pour guider les gens. »

Ce choix avant tout politique visait à confirmer son « progressisme » pour s'assurer les voix des radicaux de gauche de son parti. Les démocrates sont plus de quatre fois plus susceptibles que les républicains de dire que le sexe d'une personne peut être différent du sexe qui lui a été attribué à la naissance (61 % contre 13 %) et également beaucoup plus susceptibles que les républicains de dire que notre société n'est pas allée assez loin dans l'acceptation des personnes transgenres (59 % contre 10 %). De leur côté, 66 % des républicains disent que la société est allée trop loin dans l'acceptation des personnes transgenres.

En France aussi, « *la communication sur l'identité sert à donner des gages à certaines clientèles électorales et surtout à la gauche du parti* », reconnaît Lauric Henneton, maître de conférences à l'Université de Versailles Saint-Quentin, « *on peut imaginer que c'est une version américaine du "en même temps". »*

En 2022, Andy Kerbrat, député France Insoumise de Loire-Atlantique, une centaine d'élus politiques et de militants de gauche ont lancé une pétition ***« Pour un gouvernement sans LGBTQIAphobies »*** réclamant « le départ » de Caroline Cayeux, ministre déléguée à la Cohésion du territoire; Christophe Béchu, ministre de l'Écologie et Gérald Darmanin, ministre de l'Intérieur en les traitant de « LGBTQIAphobes notoires ».
La majorité des psychiatres et chirurgiens parlent d'« *une réponse folle à une demande folle* », accusant les médias de donner trop de publicité au sujet et, par conséquent, d'« *encourager les vocations* ».

« Épidémie » de transsexuels
L'accroissement relativement important du nombre de transsexuels qui ont suivi cette propagande montre que cette dernière a été efficace. Il y a trente ans, il y avait 3 000 transsexuels en Allemagne; aujourd'hui, il y en a 24 000. En France[323], la prévalence globale de la dystrophie de genre a été multipliée par plus de 9 en sept ans (1,5/100 000 en 2013 versus 14/100 000 en 2020)

323. Tugaye A., Ernoult E., Vitu V., Schramm S. « Évolution de la prévalence et de l'incidence de la dysphorie de genre en France depuis 2013 à partir des bases médico-administratives ». Santé Publique. 2023; 34(HS2): 145-150. https://pubmed.ncbi.nlm.nih.gov/37336728/

et tout particulièrement chez les moins de 17 ans (+3 575 %).

Des augmentations semblables d'incidence ont été observées dans la majorité des pays occidentaux : « Selon les pays, sur une période de dix à quinze ans, les diagnostics ont augmenté de 1 000 à 4 000 % »[324]. Rappelons que le diagnostic est posé sur l'*affirmation* pure et simple par le sujet, contrairement à tous les autres diagnostics en médecine qui nécessitent, outre l'interrogatoire sur les symptômes et les antécédents personnels et familiaux, une batterie d'examens complémentaires.
On peut donc réellement parler d'une « épidémie » de dysphorie de genre, mais construite par la manipulation des masses.

L'enfance et adolescence représentent des périodes de transition psychologiquement difficiles, durant lesquelles les enfants se questionnent naturellement sur leur identité, en particulier sexuelle. Depuis toujours, chacun connaît un petit garçon disant, pendant un certain temps, préférer être une fille et une petite fille qui se comporte « en garçon manqué » et qui, devenus adultes ne cultivent absolument pas ces penchants.
Une étude canadienne[325], portant principalement sur une période où la propagande pro-trans n'existait pas, a révélé que la persistance de la dysphorie de genre des adolescents était très faible (12 %), la majorité

324. Caroline Eliacheff, Céline Masson, La Fabrique de l'enfant transgenre. Éd. de l'Observatoire, 2022.
325. « Une étude de suivi des garçons avec un trouble de l'identité de genre », Devita Singh1, Susan J. Bradley2, Kenneth J. Zucker2*

d'entre eux se déclarant homosexuels à l'âge adulte. Dans les dernières décennies, la réponse apportée à ces interrogations a radicalement changé. Trop de parents n'osent plus dire « non » et laissent croire à leurs enfants qu'ils peuvent obtenir ce qu'ils désirent, ou devenir ce qu'ils croient être, même si ce n'est pas réalisable, alors que les enfants ne sont pas encore capables d'en mesurer ni la réalité, ni les conséquences sur leur vie entière. Une partie de la société et des médecins, par conformisme et/ou militantisme dit progressiste, les encouragent dans cette dérive dangereuse pour leur avenir.
La propagande transsexuelle se rapproche des mécanismes de recrutement sectaire par l'importance des réseaux sociaux, l'adhésion à une communauté, la coupure avec les proches, le lobbying et le refus de tout débat public. La foi ne se discute pas et ceux qui ne la partagent pas doivent être discrédités, ostracisés, censurés, poursuivis en justice pour transphobie.

La censure souvent violente instaurée par les extrémistes pro-trans

Les libertés de penser, de s'exprimer et de débattre font partie des droits fondamentaux de l'homme et des éléments indispensables à la démocratie. Mais les extrémistes trans ne l'entendent pas ainsi, et l'accusation de transphobie est une méthode d'intimidation utilisée en permanence pour empêcher tout débat démocratique (comme celui de racisme, ou d'antisémitisme).

Päivi Räsänen est une femme politique finlandaise qui a été présidente des chrétiens-démocrates de 2004 à 2015, puis ministre de l'Intérieur de la Finlande entre 2011 et 2015. Elle fait l'objet de poursuites judiciaires par les autorités qui l'accusent d'avoir tenu un « *discours de haine* », simplement parce qu'elle a exprimé en public ses idées sur le mariage et la sexualité lors d'une émission radio en 2019 et dans un tweet écrit en 2019 à destination des responsables de l'église à laquelle elle appartient. Après un acquittement prononcé en première instance à l'unanimité en 2022, les autorités ont fait appel et semblent prêtes à utiliser tout l'arsenal judiciaire afin de condamner Päivi, afin peut-être et surtout de dissuader quiconque de s'exprimer dans le même sens qu'elle.

« *Sur la question trans, nous vivons un climat de terreur intellectuelle* », constatent C. Masson et C. Eliacheff[326] qui alertent sur les dérives de la transition de genre chez les enfants. Plusieurs de leurs conférences ont été annulées sous la pression d'activistes trans. De nombreux appels à manifester pour empêcher leur venue ont été diffusés sur les réseaux sociaux par des associations pro-trans, des écologistes et LFI en mal de clientèle.

Mais c'est aussi le cas de la blogueuse féministe D. Moutot harcelée sur les réseaux sociaux[327] puis visée par une plainte pour « *Injures et appels à la haine transphobe* » pour avoir déclaré qu'une femme trans est née homme, fait biologique pourtant indiscutable.

326. https://www.lexpress.fr/idees-et-debats/caroline-eliacheff-celine-masson-l-accusation-de-transphobie-est-une-methode-d-intimidation_2167297.html

327. https://www.lefigaro.fr/story/dora-moutot-feministe-face-a-la-horde-15527

M. Stern, ancienne Femen, a été victime de cyberharcèlement et d'une agression et a dû effectuer un séjour en hôpital. Sa conférence prévue à Nantes a été annulée[328] après des menaces des minorités transgenres et LGBTQ+ activistes.

> « Le féminisme est en danger, plus que jamais censuré. [...] On me traite de complotiste quand je dis qu'il y a beaucoup d'argent, qui vient de l'industrie pharmaceutique. Industrie qui a tout intérêt à faire prospérer cette mouvance. Ceux qui font leur transition deviennent des patients à vie, ceux qui font une détransition ont aussi des traitements pour rééquilibrer le système hormonal... à vie. C'est très lucratif. Envers des personnes fragiles psychologiquement, envers des femmes en état de stress post-traumatique, car elles ont subi des violences et qu'on leur présente ça comme une solution à leurs souffrances... Cela touche beaucoup de jeunes. »

D'autres militantes féministes rapportent des faits de violence exercés par les extrémistes trans : « *On a reçu des œufs dans le visage, on a été frappées parce qu'on tient cette position de dire qu'être une femme n'est pas un sentiment, c'est une réalité biologique matérielle.* »
En mai 2023, un bar féministe et lesbien, ouvert depuis neuf ans dans le centre-ville de Rennes, « La Part des Anges », a fermé après des menaces de mort par des militants trans qui accusent sa gérante de transphobie. Cette dernière, lesbienne, qui milite pour « *le droit à l'indifférence* » envers les

328. https://www.lemonde.fr/societe/article/2023/04/05/a-nantes-la-venue-de-marguerite-stern-a-un-colloque-annulee-apres-des-menaces_6168322_3224.html

minorités sexuelles, se dit effondrée, essorée financièrement et marquée par le licenciement de ses trois salariés.

Lors d'un débat organisé par le Centre de droit public « *La République universelle à l'épreuve de la transidentité* » dont le syndicat Sud Éducation avait réclamé l'abandon a priori en s'inquiétant de « *la violence transphobe, voire raciste, que pourraient revêtir certaines interventions* », l'intervention de B. Moron-Puech a été interrompue[329] [330] par cinq étudiants masqués qui ont aspergé les intervenants de peinture, de boules puantes, de billes et divers objets en métal, au cri de : « *La fac nous appartient* » *et* « *Non aux transphobes* ».

Lorsque les Communes britanniques ont discuté le projet de loi du Parlement écossais sur la réforme de la reconnaissance du sexe[331], un député travailliste a pointé du doigt une députée qui soutenait les droits légaux des femmes à ne pas côtoyer des hommes dans les vestiaires, toilettes, prisons puis a traversé la Chambre pour l'intimider de plus près. Cette prise de position pour la protection des femmes est accusée de « transphobie » par les activistes trans.

Les réunions de l'organisation féministe anglaise Woman's Place[332] qui veut préserver la non-mixité de certains

329. https://www.lepoint.fr/societe/un-colloque-universitaire-interrompu-par-des-activistes-pro-trans-22-06-2023-2525738_23.php

330. https://www.bvoltaire.fr/des-enseignants-accuses-de-transphobie-agresses-lors-dun-colloque-a-assas/

331. https://www.telegraph.co.uk/politics/2023/01/16/rishi-sunak-blocks-nicola-sturgeons-gender-reforms/

332. https://womansplaceuk.org/2018/06/25/references-to-removal-of-single-sex-exemptions/

espaces font toujours l'objet de manifestations hostiles des extrémistes trans, et les femmes doivent se réunir en secret. Des projections de films sont arrêtées par des hommes bruyants, barbus et déguisés en femmes. Des professionnelles féministes engagées perdent leur emploi et certaines se voient conseiller de faire personnellement appel à une agence de sécurité pour avoir dit que la biologie est une réalité.

Sarah Jane Baker a été condamnée en 1998, sous le nom d'Alan Baker, pour enlèvement, cambriolage, emprisonnement illégal et administration de GHB. Lors de la Marche des fiertés trans à Londres, il a été acclamé lors de sa déclaration : « *Si vous voyez un TERF* [féministe ne reconnaissant pas les trans comme femme], *frappez-le dans le putain de visage* »[333]. Vous découvrez ainsi ce que sont les « TERF » !

De nombreux représentants des minorités sexuelles, gays lesbiennes ou trans ne se reconnaissent pas dans les outrances des extrémistes trans ou de ceux qui les instrumentalisent.

Lio de France, alias double genre, dénonce ainsi l'instrumentalisation des trans :

> « Les vrais trans sont celles que les innombrables difficultés à émerger ont transformées spirituellement en personnes ouvertes sur le monde ; celles qui ne veulent pas de nouveaux droits pour elles-mêmes, égoïstement, mais pour toute la

333. https://womansplaceuk.org/2023/07/10/pride-protest-wpuk-statement-on-london-trans-pride-2023/

société. Les partisans du Nouvel Ordre Mondial se servent des trans pour donner un coup de pied supplémentaire dans la société, pour la déstabiliser encore plus.

Nous, les trans, voulons vivre en paix et en harmonie avec nos conjoints, nos familles, nos voisins, nos employeurs ou nos employés, avec la société tout entière. Nous ne voulons pas être des icônes, c'est-à-dire dressées comme des "i", connes de services pour le compte du "merchandising" des multinationales. Faire la Une du Time ? La belle affaire, le chancelier Adolf Hitler ne l'avait-il pas fait aussi, lui qui avait été déclaré "Personnalité de l'année" par ce même *Time Magazine* qui lui avait décerné ce titre en 1938 ? »[334]

En Grande-Bretagne, certaines féministes traditionnelles, rebaptisées Trans-Exclusionary Radical Feminists[335] (TERF : féminisme excluant les femmes trans de leurs combats)[336], soulignent que
« *critiquer l'idéologie trans n'a rien de transphobe ; être transphobe, c'est le fait de discriminer ou d'appeler à la haine des personnes trans. Tel n'est pas notre cas, nous nous battons pour conserver l'indexation de la catégorie femme sur le sexe biologique* », afin de « *combattre efficacement le patriarcat* ». J. K. Rowling, qui fait partie des Terfs, est harcelée[337] par les extrémistes trans et refuse de s'incliner

334. https://www.agoravox.fr/tribune-libre/article/les-trans-icones-du-new-business-178621

335. https://www.merriam-webster.com/dictionary/trans-exclusionary%20radical%20feminist

336. https://www.philomag.com/articles/trans-contre-feministes-radicales-la-nouvelle-fracture

337. https://www.lemonde.fr/idees/article/2021/11/26/il-est-ahurissant-d-en-arriver-a-exclure-j-k-rowling-parce-que-ses-propos-derangent-alors-qu-ils-restent-dans-le-cadre-de-la-loi_6103633_3232.html

devant « *un mouvement trans qui cause un tort aux luttes féministes en cherchant à effacer le mot "femme" en tant que classe politique et biologique, et offre une couverture à ses prédateurs* ».

Aux USA, l'association « Gays Against Groomers »[338] est une coalition d'homosexuels qui s'oppose à la tendance récente d'endoctriner et de sexualiser les enfants sous le couvert de « LGBTQIA+ » et qui dénonce les pratiques « *destructrices* » de certains mouvements trans extrémistes qui utilisent la communauté LGBTQ+ comme bouclier pour encourager la « *mutilation, la stérilisation et l'endoctrinement des mineurs* ».
Le 21 février 2023, D. Leatherwood, représentant cette association, a expliqué devant le Comité de la santé et des services sociaux de la Chambre des représentants de la Floride[339] que :

> « la communauté LGBT avait obtenu une certaine tolérance et acceptation dans la société américaine, mais que cette avancée est remise en question par des extrémistes trans qui portent préjudice aux gays ».

Il a souligné :

> « La majorité des membres de la communauté LGBT sont également contre ces pratiques et il a accusé les médias et les groupes de pression de promouvoir la fausse idée que la com-

338. https://www.gaysagainstgroomers.com/about
339. https://lemediaen442.fr/lassociation-gays-against-groomers-accuse-les-militants-trans-de-terrorisme-et-de-promouvoir-la-mutilation-denfants/

munauté LGBT soutient la médicalisation des enfants, alors que seul un petit nombre de militants radicaux soutiennent cette idée. »

La propagande pro-trans exacerbe l'intolérance envers les minorités sexuelles

Surréagir en permanence à la moindre expression jugée transphobe pousse les opposants à surréagir eux aussi. Le militantisme épidermique et agressif des associations pro-trans suscite l'intolérance aux minorités sexuelles, même envers celles qui étaient largement acceptées. Les deux faces d'une même dérive.

De fait, depuis que la propagande pro-trans se généralise, les déclarations, les actes, les manifestations et les lois contre les minorités sexuelles se multiplient dans la plupart des pays du monde.

En France entre 2016 et 2022, les actes anti-LGBTQ+ ont connu une augmentation de +129 % pour les crimes et délits, et +115 % pour les contraventions. En 2018, le ministère de l'Intérieur avait recensé 1 380 infractions à caractère homophobe ou transphobe (soit une augmentation de 33 % par rapport à 2017). En 2019, 1 870 cas : *« C'est une hausse tendancielle et progressive qu'on observe depuis trois ans. »* En 2022, avec plus de 4 000 faits, le nombre de déclarations augmente, en particulier pour les actes transphobes constituant « *le revers de la propagande et de l'extrémisme de certains trans* ».

Dans le monde, la propagande pro-trans stimule des réactions ouvertes et des lois limitant les droits des trans-

genres. Exemple : des joueurs de foot refusent de porter le T-shirt de l'idéologie LGBTQ+ qui prône le transsexualisme et l'indifférenciation sexuelle[340].
La Dépêche avait ainsi révélé que les joueurs Zakaria Aboukhlal, Moussa Diarra et Saïd Hamulic refusaient de porter ce flocage. Le club a déclaré dans un communiqué :

> « Des joueurs de l'effectif professionnel ont exprimé leur désaccord concernant l'association de leur image aux couleurs arc-en-ciel représentant le mouvement LGBT. Bien que respectueux des choix individuels de ses joueurs, et après de nombreux échanges, le Toulouse Football Club a choisi d'écarter lesdits joueurs. Le club a rappelé que 18 nationalités et 5 continents sont représentés au sein de son effectif professionnel et que l'ouverture sur le monde fait partie intégrante de son ADN. Nos joueurs sont choisis pour leurs qualités humaines, indépendamment de leurs croyances ou de leurs convictions. »

Le droit à la liberté de pensée des joueurs est un sujet sensible. Bien que le club ait pris la décision d'écarter les joueurs qui ont refusé de porter le flocage arc-en-ciel, il est important de rappeler que chacun a le droit d'exprimer ses convictions personnelles. Le Nantais Mostafa Mohamed et le Guingampais Donatien Gomis ont également refusé de porter ce maillot aux couleurs LGBTQ+. Une polémique qui rappelle celle du joueur de football Idrissa Gana Gueye qui avait refusé de jouer sous le maillot aux couleurs de l'arc-en-ciel pour la Journée internationale de lutte contre l'homophobie l'année

340. Le Média en 4-4-2.

dernière. Le journaliste B. Lejeune avait alors pointé du doigt l'hypocrisie ambiante, alors qu'au même moment, la Fédération française de football organisait la Coupe du monde au Qatar, un pays qui punit l'homosexualité de la peine de mort. Face à l'hystérie véhiculée par certains, B. Lejeune rappelait des fondamentaux :

> « Ce n'est pas la même chose d'être homophobe et de refuser de cautionner ou de s'associer à une idéologie LGBT qui fait la promotion du transsexualisme, de l'indifférenciation sexuelle… Je pense qu'on a le droit d'être en désaccord et que cette injonction est stupéfiante et totalitaire. »

En réponse à la propagande trans croissante, de nombreux États américains ont récemment voté des lois limitant les droits dérogatoires des trans : interdisant d'avoir une pièce d'identité avec un nom et sexe différents de celui de la naissance, d'aller dans des toilettes qui ne correspondent pas à leur genre de naissance, toute propagande trans à l'école et interdisant ou refusant la prise en charge par l'État des frais des traitements pour transformations sexuelles.

L'Arizona a promulgué une loi en mars 2022 interdisant les interventions chirurgicales visant à mutiler les enfants aux prises avec une confusion sur leur sexe[341] et excluant les femmes trans des épreuves sportives de haut niveau.

L'Utah (USA) a banni par la loi ces pratiques mutilantes et dangereuses pour l'individu : la loi « *Transgender Medi-*

341. https://edition.cnn.com/2022/03/30/politics/arizona-transgender-health-care-ban-sports-ban/index.html

cal Treatments and Procedures Amendments »[342], parrainée par le sénateur républicain Michael Kennedy, « *interdit à un fournisseur de soins de santé de fournir un traitement hormonal transgenre à de nouveaux patients qui n'ont pas été diagnostiqués avec une dysphorie de genre avant une certaine date* » et « *interdit d'effectuer des interventions chirurgicales sexospécifiques sur un mineur dans le but d'effectuer un changement de sexe* ».

En Géorgie[343], la représentante républicaine Marjorie Taylor Greene a fait voter un projet de loi qui interdit la fourniture de bloqueurs de puberté, d'hormones sexuelles croisées et d'interventions chirurgicales pour les mineurs au nom de la « transition de genre ».

Au Tennessee, les députés ont introduit une législation similaire[344] après que le gouverneur républicain Bill Lee ait appelé à une enquête sur un centre médical local qui aurait promu des interventions médicales « transgenres » à des fins lucratives.

La Floride[345] et le Texas[346] interdiront à partir de septembre 2023 de prescrire des médicaments bloquant les hormones ou d'effectuer des actes de chirurgie pour modifier la sexualité de toute personne de moins de 18 ans.

342. https://www.cbsnews.com/news/utah-transgender-healthcare-spencer-cox-governor-signs-bill-banning-gender-affirming-care/
343. https://www.npr.org/2023/03/23/1165711935/georgia-bans-most-gender-affirming-care-trans-kids
344. https://www.reuters.com/world/us/tennessee-governor-will-sign-bills-restricting-drag-transgender-youth-treatment-2023-02-28/
345. https://www.reuters.com/world/us/desantis-signs-florida-ban-gender-affirming-treatment-transgender-minors-2023-05-17/
346. https://www.reuters.com/world/us/texas-becomes-largest-state-ban-transgender-care-minors-2023-06-03/

En Europe, les États pionniers de la théorie du genre et des transformations trans ont récemment fortement limité l'accès aux traitements destinés aux mineurs.
En 2021, la Suède a décidé de bloquer la thérapie hormonale pour les personnes de moins de 18 ans[347], sauf dans de rares cas. En Grande-Bretagne en 2022, le service national de santé a décidé de fermer le service pédiatrique de la clinique Tavistock qui distribuait les traitements de transformation sexuelle aux mineurs après des rapports accablants[348].

En Russie, le Parlement a interdit la *promotion* de relations sexuelles non traditionnelles chez les jeunes, et vient d'interdire la chirurgie de modification sexuelle[349], sauf pour les enfants atteints d'anomalies congénitales.

À Singapour[350], les magazines ont l'interdiction de promouvoir les modes de vie « alternatifs » ; le permis de publication du magazine *Vogue* lui a été retiré pour « *avoir fait la promotion de familles non traditionnelles* » et le Premier ministre a annoncé une prochaine modification de la Constitution afin de « *sauvegarder l'institution du mariage, union d'un homme et d'une femme* »[351].

---

347. https://www.rfi.fr/fr/podcasts/grand-reportage/20211012-la-su%C3%A8de-s-inqui%C3%A8te-de-la-vague-trans-chez-les-jeunes
348. https://www.lavie.fr/actualite/societe/enfants-transgenres-pourquoi-la-clinique-tavistock-va-fermer-en-angleterre-83876.php
349. https://www.theguardian.com/world/2023/jul/24/vladimir-putin-signs-law-banning-gender-changes-in-russia
350. https://www.reuters.com/article/us-singapore-lgbt-heritage-idUSKCN1RC0B6
351. https://www.huffingtonpost.fr/life/article/singapour-l-un-des-pays-les-plus-riches-du-monde-restreint-les-droits-fondamentaux-des-personnes-lgbt_64949.html

En Turquie, les manifestations des transsexuels sont interdites et certains manifestants qui ne respectaient pas l'interdiction ont été arrêtés[352].

Au Liban, en 2022, une tentative de Gay Pride a été empêchée[353] par des opposants, le Premier ministre et le ministère de l'Intérieur ont ordonné aux forces de sécurité de « *prendre immédiatement les mesures nécessaires pour empêcher tout type de célébration, de réunion ou de rassemblement » de personnes de la communauté LGBT* car « *le prétexte de la liberté d'expression ne suffit pas à justifier la promotion de ces activités contraires aux principes divins* ».

En Afrique, la propagande trans a exacerbé l'intolérance envers ce groupe avec le vote à l'unanimité d'une loi ougandaise[354] punissant jusqu'à dix ans de prison pour toute personne se livrant à des actes homosexuels ou se revendiquant comme LGBTQ+.
Le Cameroun a déclaré persona non grata J. M. Berthon[355], nommé en octobre 2022 ambassadeur français pour les droits des personnes LGBTQ+, qui avait annoncé son arrivée à Yaoundé. Le ministre des Relations

352. https://www.reuters.com/world/middle-east/transgender-turks-discrimination-said-loom-larger-2021-07-06/
353. « Liban : Répression illégale contre les rassemblements LGBTI. Annuler immédiatement l'interdiction de rassemblement ; Protéger les personnes LGBTI des attaques ». https://www.hrw.org/news/2022/07/04/lebanon-unlawful-crackdown-lgbti-gatherings
354. https://www.lemonde.fr/afrique/article/2023/05/29/en-ouganda-le-president-promulgue-une-loi-anti-lgbt-accusee-de-violer-de-maniere-flagrante-les-droits-humains_6175301_3212.html
355. https://www.rfi.fr/fr/afrique/20230621-cameroun-yaound%C3%A9-d%C3%A9clare-jean-marc-berthon-ambassadeur-fran%C3%A7ais-de-la-cause-lgbt-persona-non-grata

extérieures du Cameroun, le jeune Mbella Mbella, a rappelé à cette occasion que « *la position du gouvernement sur la question de définition du genre, de l'orientation et de l'identité sexuelle est claire et dénuée de tout débat au Cameroun* » et que la promotion de la théorie du genre *est « qualifiée de crime de droit commun »*.

Globalement, au niveau mondial, la propagande pro-trans a été suivie par une vague de lois limitant parfois fortement les droits des minorités sexuelles dans près des trois quarts des pays du monde (Afrique, Moyen-Orient, Asie, Russie et quelques pays d'Europe).
Les réactions, après plusieurs décennies de lobbying acharné, commencent à apparaître. L'accélération de la propagande de ces dernières années y est probablement pour quelque chose, la tolérance des peuples aux pseudo-« droits de l'homme » grand manteau cachant la réalité du « merchandizing » tout-puissant, ayant ses limites. Malheureusement, ceux qui en paient les conséquences sont les minorités homosexuelles ou même trans qui ne souhaitaient que vivre tranquillement et certainement pas la « visibilité ».

Conclusion

Le transsexualisme, comme globalement le transhumanisme dont il fait partie, témoigne de la déconnexion par rapport à la réalité matérielle du monde occidental, et de la volonté de certains de basculer dans un monde post-vérité, post-humain.
Il y a des lois physiques, biologiques, des lois de la nature qui nous dépassent et s'imposent et peuvent en frustrer quelques-uns d'entre nous. Mais *« s'il n'y a plus de corps, plus de sexe, plus de femmes, plus d'enfants, que reste-t-il de l'humain ? »*.

L'enfer est pavé de bonnes intentions. Sous couvert de bienveillance et d'inclusivité, on en vient à célébrer comme modèle des personnes fragiles en proie à des difficultés psychologiques. Les encourager dans une voie qui mène trop souvent au suicide (40 % !) ne les aide pas.
Autant il faut respecter la décision des adultes qui veulent changer de sexe, autant il faut protéger les mineurs *d'une mode* (manipulée à des fins politiques ou financières)

qui les médicalise à vie, parfois les mutile et les mène au minimum à une vie difficile, semée d'embûches, de malade chronique.
Lorsque des adultes commencent à s'intéresser activement à la sexualité des enfants, surtout dans les salles de classe, en leur donnant des exercices pratiques, n'est-ce pas simplement de la pédophilie ? Depuis quand serait-ce le rôle des enseignants d'initier les enfants à la sexualité ? Et ce, dès la maternelle ?

On parle à nouveau de GPA en France en ce début de septembre et les transhumanistes aimeraient tant concevoir les quelques enfants autorisés à vivre, en éprouvettes. Les politiciens à la recherche de voix pour les élections s'empressent de le soutenir par un projet de loi (LFI).
En résumé, ses militants voudraient faire de la transsexualité la norme, de la théorie du genre la nouvelle doxa, et utiliser des traitements sans avis des médecins (espèce en voie de disparition). Pour que cela entre dans la norme, il faut répéter que c'est une variante possible de l'identité sexuelle.

La contre-révolution contre la *cancel culture*[356]

La stratégie « *contre-révolutionnaire* » que propose C. Rufo est un exemple de la réflexion qui s'élabore en de nombreux cercles et individus.

> « La grande vulnérabilité de la révolution culturelle américaine réside dans le fait qu'elle vit sous perfusion de finance-

356. Christopher F. Rufo, *America's Cultural Revolution : How the Radical Left Conquered Everything* (Broadside Books, 2023), 352 p.

> ments publics. La tâche la plus urgente pour ses adversaires est d'exposer la nature de l'idéologie, la manière dont elle opère et monter un plan pour riposter et l'abolir par un processus démocratique. »

Un programme politique proposé par Rufo ?

> « Soumettre le régime actuel à des tests simples : les conditions de vie se sont-elles améliorées ou détériorées ? Les villes sont-elles plus sûres ? Les enfants savent-ils lire ?... »

Quelle bonne idée que nous pourrions appliquer en France, les dirigeants depuis quarante ans au moins reprenant les techniques éprouvées conduisant à l'échec organisé de l'enseignement, la recherche, les banlieues (en dehors de quelques individus choisis et mis à l'abri dans des écoles sélectionnées comme celle de la Légion d'honneur), etc.

> « Au lieu de libérer le militant noir de son complexe d'infériorité et de son désespoir, la révolution raciale l'a enfoncé dans cet état psychologique. [...] Les théoriciens critiques, qui revendiquent la représentation des opprimés, ne sont en fait qu'une classe bureaucratique entièrement protégée des contraintes du secteur privé. Ils pensent être les intellectuels organiques à la Gramsci alors qu'ils ne sont que des tigres de papier. »

> « Les professeurs de Harvard, Columbia et UCLA ne sont pas des guerriers. Ils ne menacent pas le système, ils en dépendent. »

Comme nos universitaires, la célèbre « écologiste » et maintenant députée Nupes Sandrine Rousseau, prof de fac à Lille ?
Étant donné le copié-collé de nos dirigeants (avec dix ans de décalage en moyenne) et l'influence accélérée des choix américains via l'omniprésence des cabinets de conseil (McKinsey, etc.) qui dictent leurs décisions à nos gouvernants, l'analyse des moyens du peuple pour reprendre le pouvoir aux USA peut instruire les Français et plus largement les Européens, l'Union européenne n'étant que la marionnette de Biden.

> « La contre-révolution doit commencer par redonner du sens aux souhaits basiques des Américains. Elle doit être une force positive visant à restaurer ce qui a été démoli. Pour y parvenir, il lui faut faire le siège des institutions qui ont perdu la confiance du public. Son but n'est pas de contrôler l'appareil bureaucratique mais de le briser. […] »

C'est bien là l'essentiel, en particulier dans celui de la médecine avec ses Agences régionales de santé (ARS), bras armé du pouvoir, qui ont achevé de briser notre système de santé, un des premiers au monde dans les années 2000.
L'exemple en médecine se décline en enseignement universitaire, en recherche médicale, pratique théâtrale, artistique, etc. Si on espère un financement public, il faut choisir un sujet à la mode.

> « La contre-révolution doit armer la population d'un ensemble de valeurs, exprimé dans un langage qui dépasse

les euphémismes idéologiques actuels, et restaurer un sens de l'histoire plus sain qui inspire au lieu de faire honte. Le conflit le plus profond n'est pas un conflit de classes, de races ou d'identités mais une opposition entre les institutions d'élite et le citoyen ordinaire. La contre-révolution doit éclairer ce dernier sur le nihilisme qui menace de l'ensevelir et contribuer à restaurer le rôle de l'exécutif, du législatif et du judiciaire au détriment de l'ingénierie sociale qui sévit aujourd'hui. »

Vers la suppression de l'OMS ?[357] [358]

Les politiques responsables de leur engagement envers les électeurs ne devraient-ils pas se pencher ensemble sur la nécessité de refonte complète des organisations non gouvernementales internationales mais financées en partie par les États, telles l'OMS, l'ONU, l'OTAN et toutes leurs déclinaisons en de multiples institutions qui se croient le vrai pouvoir et bafouent les peuples[359] ?
Les injonctions sur les soins et l'éducation sexuelle des enfants que compte imposer l'OMS[360], dont les dirigeants sont non élus, doivent nous réveiller pour les refuser largement. Il ne faut pas compter seulement sur les pays qui refusent la suprématie de l'Occident pour se débarrasser de ces organisations de plus en plus totalitaires, et sortir de la soumission dont ont majoritairement fait preuve les

357. *Nouveau Monde.* « Un groupe international d'avocats s'oppose à la prise de pouvoir de l'OMS » (nouveau-monde.ca)
358. Nouveau Monde. « La transformation de l'OMS en dictature hygiénique » (nouveau-monde.ca)
359. *Nouveau Monde.* « La députée européenne Christine Anderson contre l'OMS et les milliardaires misanthropes » (nouveau-monde.ca)
360. Voir absolument la vidéo de J.-D. Michel relaté sur cet article : *Nouveau Monde* — « OMS : vers un putsch mondial ?! » (nouveau-monde.ca)

peuples de l'Occident pendant la pandémie. Comme dit le Dr Binder : « *Trop, c'est trop.* »
À quand, en France, une opposition digne de ce nom, courageuse, désintéressée, instaurant enfin le sens de l'intérêt général de la France avant toute autre considération ?
En attendant ces jours bénis, les parents sont les seuls à pouvoir protéger leurs enfants du mal scolaire. Pauline Quillon, dans la conclusion de son livre, donne des pistes simples :

> « Que faire pour éviter ces folies, comment accompagner les troubles et les réduire s'ils se produisent chez leur enfant ? Les réponses sont étonnamment simples au regard de l'ampleur du phénomène malfaisant évoqué ici ; on peut les résumer en quelques mots : Éduquez votre enfant, écoutez-le, parlez-lui, faites preuve de prudence (spectacles, smartphones, camarades), proposez-lui des modèles qui le détournent du repli sur soi narcissique et élèvent son âme. »

Annexes

1. Reproduction du tableau 34 figurant dans l'ouvrage d'Alfred McKinsey, *Sexual Behavior in the Human Male* (1948).

AGE	NO. OF ORGASMS	TIME INVOLVED	AGE	NO. OF ORGASMS	TIME INVOLVED
5 mon.	3	?	11 yr.	11	1 hr.
11 mon.	10	1 hr.	11 yr.	19	1 hr.
11 mon.	14	38 min.	12 yr.	7	3 hr.
2 yr.	7	9 min.	12 yr.	3	3 min.
	11	65 min.		9	2 hr.
2½ yr.	4	2 min.	12 yr.	12	2 hr.
4 yr.	6	5 min.	12 yr.	15	1 hr.
4 yr.	17	10 hr.	13 yr.	7	24 min.
4 yr.	26	24 hr.	13 yr.	8	2½ hr.
7 yr.	7	3 hr.	13 yr.	9	8 hr.
8 yr.	8	2 hr.	13 yr.	3	70 sec.
9 yr.	7	68 min.		11	8 hr.
10 yr.	9	52 min.		26	24 hr.
10 yr.	14	24 hr.	14 yr.	11	4 hr.

Table 34. Examples of multiple orgasm in pre-adolescent males

Some instances of higher frequencies.

2. Version intégrale du texte adressé aux recteurs académiques (2021)

Le ministère de l'Éducation nationale, de la Jeunesse et des Sports s'est engagé depuis plusieurs années dans la lutte contre l'homophobie et la transphobie en sensibilisant l'ensemble de la communauté éducative aux effets des violences fondées sur l'orientation sexuelle et l'identité de **genre, ainsi qu'en prévenant celles-ci. Cet engagement s'inscrit dans une dynamique interministérielle, coordonnée par la Délégation interministérielle à la lutte contre le racisme, l'antisémitisme et la haine anti-LGBT (Dilcrah) et dont le Plan national d'actions pour l'égalité des droits, contre la haine et les discriminations anti-LGBT+ 2020-2023 [1] constitue la feuille de route.

Son chapitre intitulé « Promouvoir une éducation inclusive et faire reculer les préjugés » invite notamment à porter une attention particulière aux élèves transgenres ou qui s'interrogent sur leur identité de genre [2], dont la situation et celle de leur famille doivent être bien prises en compte.

L'École, en tant que service public fondé sur les principes de neutralité et d'égalité, se doit d'accueillir tous les élèves dans leur diversité et de veiller à l'intégration de chacun d'eux avec pour ambition de leur permettre de réussir leur parcours scolaire. Elle promeut le respect d'autrui. Elle se fonde sur les valeurs de la République et donc d'un universalisme qui définit chacun non par son identité mais par sa dignité d'être humain. L'École ne saurait créer des droits particuliers au bénéfice de telle ou telle catégorie d'élèves, mais elle doit offrir à chacun d'eux, au-delà de leurs trajectoires personnelles, un environnement propice à leur réussite scolaire, ce qui est la finalité première de notre institution.

La transidentité est un fait qui concerne l'institution scolaire. Celle-ci est en effet confrontée, à l'instar de leur famille, à des situations d'enfants – parfois dès l'école primaire – ou d'adolescents qui se questionnent sur leur identité de genre. Concrètement, si chaque situation est unique, celle-ci se manifeste souvent – chez les enfants, les adolescents et les adolescentes – par un ensemble d'actes visant à affirmer socialement leur identité de genre vécue, par exemple, un changement d'allure vestimentaire et/ou la demande d'être désigné par un nouveau prénom. Elle peut également se traduire par une certaine souffrance psychique et être, parfois, la cause de harcèlement.

Les personnels peuvent se trouver légitimement déstabilisés par ces demandes et, en tout état de cause, se trouvent confrontés à des questions très pratiques liées, par exemple, à l'utilisation d'un prénom choisi ou à l'usage des lieux d'intimité, auxquelles les réponses apportées sont aujourd'hui disparates et souvent improvisées. Or, celles-ci peuvent créer des situations préjudiciables au bien-être et donc à la réussite scolaire des élèves concernés. Elles peuvent également mettre certains personnels en difficulté, voire les exposer à des risques en termes de responsabilité.

La présente circulaire concerne exclusivement le cadre scolaire et n'a pas vocation à traiter l'ensemble de la question des mineurs transgenres ou en questionnement sur leur identité de genre – par simplification de rédaction, appelés ci-après le plus souvent « élèves transgenres ». Ce texte s'adresse à l'ensemble des personnels, qu'ils exercent dans le premier ou dans le second degré, et il a pour objet de rappeler, dans le respect du droit commun, les règles à suivre pour prendre en compte les élèves transgenres et partager les bonnes pratiques qui ont pu être mises en œuvre dans des établissements scolaires en vue de faciliter leur accompagnement et les protéger, sans préjudice de ce que seront par ailleurs leurs parcours personnels.

La mobilisation de tous et toutes est indispensable pour créer des environnements scolaires qui garantissent à ces élèves le droit à l'intégrité, au bien-être, à la santé et à la sécurité. En regard, il est essentiel que chaque membre des équipes éducatives soit mis en mesure de comprendre les besoins exprimés par les jeunes concernés, de les protéger à travers la mise en place de mesures d'accompagnement individuelles, nécessairement élaborées en lien avec les familles, mais aussi de déployer des mesures générales et préventives garantissant à chaque élève les meilleures chances d'épanouissement personnel, de persévérance et de réussite scolaires, ce qui est la finalité première de notre institution.

1. Comprendre les réalités et la diversité des situations de transidentités

L'accompagnement des enfants et des adolescents transgenres ou en questionnement sur leur identité de genre peut être entravé par la permanence d'idées reçues sur les transidentités et par une méconnaissance de leurs parcours et de leurs droits. Connaître et comprendre les enjeux relatifs à l'identité de genre et les réalités du vécu des jeunes transgenres apparaît comme un prérequis à une bonne prise en compte de ces élèves en milieu scolaire.

Les institutions de santé, notamment l'Organisation mondiale de la santé (OMS), reconnaissent que la non-congruence entre le genre de naissance et le genre vécu ne constitue ni un trouble psychiatrique ni une pathologie. L'identité de genre est en effet propre à chaque individu et à son ressenti intime.

La Cour européenne des droits de l'homme relève, à cet égard, que la notion de « vie privée » mentionnée à l'article 8 de la Convention européenne de sauvegarde des droits de l'homme et des libertés fondamentales (CESDH) « recouvre non seulement l'intégrité physique et morale de l'individu, mais aussi parfois des aspects de l'identité physique et sociale de celui-ci. Des éléments tels que, par exemple, l'identité ou l'identification sexuelle, le nom, l'orientation sexuelle et la vie sexuelle relèvent de la sphère personnelle protégée par l'article 8 de la Convention » (CEDH, 6 juillet 2017, Affaire A.P., Garçon et Nicot c. France, req. n°s 79885/12, 52471/13 et 52596/13, point 92).

Cela signifie concrètement que la prise en considération de l'identité de genre revendiquée de la part d'un ou d'une élève ne doit pas être conditionnée à la production d'un certificat ou d'un diagnostic médical ou à l'obligation d'un rendez-vous avec un personnel de santé.

Les personnes transgenres ont des droits, édictés par des textes internationaux, européens et par la législation française. Elles peuvent notamment, selon certaines conditions, obtenir des modifications de leur état civil, indépendamment de toute transition physique ou de toute démarche médicale. Toutefois, seules les personnes majeures et mineures émancipées peuvent obtenir le changement de la mention du sexe à l'état civil.

Les personnes transgenres sont également protégées. Les actes et propos transphobes sont punis par la loi [3]. Par ailleurs, le droit fondamental au respect de la vie privée énoncé par l'article 9 du Code civil exclut toute révélation de la transidentité d'une personne sans son consentement.

Enfin, il est important de considérer que chaque situation est singulière. Les interrogations sur son identité de genre de la part de l'élève ne se traduisent pas nécessairement par un parcours de transition. Elles doivent faire l'objet d'une écoute attentive et bienveillante permettant de respecter le libre choix de l'élève en veillant à ne pas créer de situation irréversible qui serait en contradiction avec cette liberté.

Ainsi, ce parcours de l'élève peut souvent passer par des étapes d'affirmation sociale (changement d'apparence ou pas, adoption d'un prénom d'usage ou pas), par des révélations volontaires de son identité de genre (ou « coming out ») auprès de l'entourage amical, familial, scolaire, avant éventuellement de se traduire – ou non – par des démarches administratives (modifications de l'état civil) et/ou des démarches médicales (celles-ci n'étant en aucun cas obligatoires dans un parcours transidentitaire). Dans tous les cas, l'établissement scolaire doit être attentif à garantir les conditions d'une transition revendiquée – c'est-à-dire la possibilité d'être et de demeurer identifié et visible comme une personne transgenre – ou d'une transition confidentielle.

De fait, ces jeunes ne constituent pas une population homogène. Leurs parcours ne sont pas toujours linéaires et peuvent suivre des temporalités très différentes, alternant des périodes de questionnements, d'actions et de pauses. Chaque personne est libre de poursuivre, d'arrêter ou de reprendre son parcours de transition.
Les enseignants ont le devoir d'accompagner les jeunes et de faire preuve à leur endroit de la plus grande bienveillance, de leur laisser la possibilité d'explorer une variété de cheminements sans les stigmatiser ou les enfermer dans l'une ou l'autre voie.

2. Savoir répondre à la situation des élèves transgenres
Du fait de la diversité de ces situations, toutes les mesures d'accompagnement mises en place pour les jeunes transgenres ou en questionnement sur leur identité de genre doivent être élaborées de manière individuelle en se fondant sur les besoins exprimés par les élèves eux-mêmes et leur famille, dans le respect des règles communes à l'institution scolaire. Elles se fondent sur trois principes :
– Écouter ;
– Accompagner ;
– Protéger.

a) Être à l'écoute des élèves et de leur famille : accueillir les questionnements et les besoins des jeunes transgenres
Dans de nombreuses situations, l'élève et sa famille sollicitent ensemble l'équipe éducative avec des questionnements sur les possibilités d'une transition en milieu scolaire et sur les conditions concrètes d'accompagnement de l'élève. Le premier principe d'action est alors

celui d'une écoute active et bienveillante des interrogations et des besoins exprimés par l'élève. L'élève a en premier lieu besoin que des adultes prennent en compte sa réalité et ses questionnements. Il s'agit d'être attentif à ses demandes et à son vécu spécifique et de le ou la rassurer sur sa légitimité à se poser des questions. Adopter une posture d'écoute et de respect en proposant à l'élève de s'exprimer, sans préjuger de ses besoins, permet de créer une relation fondée sur la confiance et le soutien.

Il est aussi important de rappeler que certaines questions touchant à l'intimité de l'élève – relatives au corps ou au parcours médical, par exemple – n'ont pas à être abordées à moins que l'élève en prenne l'initiative.

Il est essentiel, dans le même temps, de rassurer la famille qui accompagne l'élève dans sa démarche sur la capacité de l'établissement à le ou la protéger et à lui assurer de bonnes conditions de scolarité. L'élève, ses représentants légaux et l'équipe éducative peuvent alors se concerter afin d'identifier les meilleures mesures d'accompagnement pour garantir le bien-être de l'élève à l'école.

Si l'élève fait seul la démarche d'aborder la question de son identité de genre auprès d'un personnel de l'établissement, une communication avec les représentants légaux ne doit se faire qu'avec l'accord explicite de l'élève. Le respect de ce principe de confidentialité est en effet capital : dans certains cas, une divulgation non souhaitée de la transidentité du jeune peut l'exposer à un sérieux risque de rejet ou de violence.

En revanche, si l'élève en fait la demande, l'équipe éducative a tout intérêt à créer les conditions d'un dialogue constructif, voire d'une médiation, avec les représentants

légaux permettant de rechercher le consensus et de favoriser une meilleure prise en compte de la situation du mineur.
Dans les cas où le mineur apparaît en situation de danger dans son environnement familial ou de vie, il peut être décidé de rédiger et transmettre une information préoccupante à la cellule départementale de recueil des informations préoccupantes (Crip) ou de faire un signalement judiciaire auprès du parquet des mineurs.

b) Accompagner un ou une élève transgenre : mettre en œuvre des mesures individualisées pour accompagner le parcours des élèves et les protéger
La première responsabilité des personnels d'une école ou d'un établissement scolaire vis-à-vis d'un ou d'une élève transgenre est de protéger sa santé, sa sécurité et son droit à l'éducation. Cela passe par la mise en œuvre de mesures concertées avec l'élève et avec ses représentants légaux. Permettre à un ou une élève transgenre de faire sa transition dans de bonnes conditions conduit, dans de nombreuses situations, à un retour vers l'école d'élèves qui avaient été déscolarisés.

Le changement de prénom
Pour les élèves concernés, adopter un nouveau prénom et demander l'utilisation de pronoms correspondant à leur genre peuvent être des étapes très importantes. Il est à noter que les mineurs peuvent, avec l'accord de leurs représentants légaux, demander un changement de prénom à l'état civil [4], mais que l'utilisation d'un prénom d'usage est une étape nécessaire avant une modification

éventuelle de l'état civil. Ainsi, pour de nombreux jeunes transgenres d'âge scolaire, la reconnaissance sociale de l'identité de genre passe par le recours à un prénom d'usage.

Dans le cas le plus fréquent, quand l'état civil n'a pas été modifié, si la demande est faite avec l'accord des deux parents de l'élève mineur [5], il s'agit alors de veiller à ce que le prénom choisi soit utilisé par l'ensemble des membres de la communauté éducative, le respect de l'identité de genre d'un élève ne devant pas être laissé à la libre appréciation des adultes et des autres élèves [6].

De la même façon, pour accompagner ce changement, l'établissement scolaire substitue le prénom d'usage, de manière cohérente et simultanée, dans tous les documents qui relèvent de l'organisation interne (listes d'appel, carte de cantine, carte de bibliothèque, etc.) ainsi que dans les espaces numériques (ENT, etc.). En revanche, la prise en compte du contrôle continu pour les épreuves de certains diplômes nationaux implique que seul le prénom inscrit à l'état civil soit pris en compte dans les systèmes d'information organisant le suivi de notation des élèves [7].

En tout état de cause, l'établissement, bien que soucieux de l'accompagnement de l'élève, ne peut opérer un tel aménagement sans l'accord des représentants légaux. L'exercice de l'autorité parentale, qui recouvre un ensemble de droits et de devoirs ayant pour finalité l'intérêt de l'enfant, ne saurait être remis en cause.

Article 371-1 du Code civil : L'autorité parentale est un ensemble de droits et de devoirs ayant pour finalité l'intérêt de l'enfant. Elle appartient aux parents jusqu'à la majorité ou l'émancipation de l'enfant pour le protéger dans sa sécurité, sa santé et sa moralité, pour assurer son éducation et permettre son développement, dans le respect dû à sa personne. L'autorité parentale s'exerce sans violences physiques ou psychologiques. Les parents associent l'enfant aux décisions qui le concernent, selon son âge et son degré de maturité.

Ainsi, si les parents de l'élève mineur s'opposent à l'utilisation d'un prénom d'usage demandé par leur enfant dans son cadre scolaire, il conviendra alors, dans l'intérêt de l'élève et à son initiative, d'instaurer un dialogue avec sa famille.

Dans l'hypothèse plus rare où la modification de l'état civil a été obtenue, tous les documents administratifs relatifs à la scolarité de l'élève et aux examens doivent être rectifiés dans les meilleurs délais afin de les faire correspondre aux documents d'identité. À la demande de la personne, les diplômes et les bulletins scolaires délivrés avec l'ancien prénom doivent être réédités avec le bon prénom.

L'expression de genre et les normes vestimentaires

Outre l'utilisation du prénom et des pronoms d'usage, le respect des choix liés à l'habillement et à l'apparence est également un aspect important de la reconnaissance de l'identité de genre de ces jeunes. Il appartient aux personnels de veiller à ce que l'expression de genre des élèves ne soit pas remise en cause ou moquée, notamment de la part des autres élèves et des personnels. Les mesures contre le harcèlement et le cyberharcèlement du programme pHARe (Programme de lutte contre le

harcèlement à l'école) s'appliquent particulièrement à ce type de situations.
Il convient également de s'assurer que les règles de vie scolaire, en particulier celles relatives aux tenues vestimentaires, ne font pas l'objet de consignes différenciées selon le genre. Ainsi, les vêtements et accessoires autorisés et interdits le sont pour tous les élèves sans distinction, notamment lorsque ces interdictions sont justifiées par des impératifs de sécurité. Il en va de même pour le port du maquillage et des bijoux – y compris dans les filières professionnelles et durant les périodes de formation en milieu professionnel.

L'usage des espaces d'intimité
Les élèves concernés peuvent également exprimer des préoccupations liées à l'usage des espaces d'intimité (toilettes, vestiaires, dortoirs) lorsqu'il n'y a pas de lieux appropriés (par exemple, des toilettes mixtes). À la demande des intéressés et selon la disponibilité des lieux, différentes options peuvent être envisagées :
– L'établissement, lorsque cela est possible, peut autoriser l'élève à accéder à des toilettes individuelles et à des espaces privés dans les vestiaires et au sein de l'internat ;
– L'établissement peut autoriser l'élève à utiliser les toilettes et vestiaires conformes à son identité de genre, en veillant, quand l'élève concerné est identifié par ses pairs comme étant transgenre, à accompagner la situation ;
– L'établissement peut autoriser l'élève à occuper une chambre dans une partie de l'internat conforme à son identité de genre dans les mêmes conditions ; une solution peut être recherchée en concertation avec les camarades

de l'élève concerné pour le partage d'une chambre ; en tout état de cause, les solutions mises en œuvre devront nécessairement avoir fait l'objet d'un consensus ;

– L'établissement peut convenir avec l'élève de la mise en place d'horaires aménagés pour l'utilisation des vestiaires et des salles de bains/douches collectives.

Par ailleurs, il convient d'exercer une vigilance particulière dans ces espaces où tous les élèves, et a fortiori les jeunes transgenres, se sentent plus vulnérables et se trouvent plus particulièrement exposés aux risques de violences et de harcèlement.

Les choix relatifs aux toilettes, aux vestiaires et aux dortoirs doivent également, dans la mesure du possible, s'appliquer lors des déplacements, sorties et voyages scolaires. Les établissements scolaires peuvent être amenés, avec l'autorisation de l'élève et des représentants légaux, à communiquer – dans le cas, par exemple, d'une compétition sportive à l'extérieur ou d'un échange scolaire – avec un autre établissement ou une structure d'accueil pour s'assurer que l'élève aura accès à des installations sécurisées et conformes à ses besoins.

c) Protéger les élèves transgenres contre toutes formes de discriminations, de harcèlement et de violences

À l'instar de tous les élèves présentant des facteurs de vulnérabilité, les élèves transgenres sont particulièrement exposés aux risques de harcèlement et de cyberharcèlement. Ils sont également fréquemment victimes, au sein des établissements scolaires, de propos et de violences transphobes émanant d'élèves comme d'adultes. C'est le rôle de l'équipe éducative de les protéger. Les personnels de l'école ou de l'établissement, notamment les personnels de santé scolaire, doivent être en capacité de repérer ces agissements ou les souffrances qu'ils entraînent, et d'y répondre. Afin de mieux faire face à ces comportements, chaque établissement d'enseignement scolaire peut s'appuyer conjointement sur la mise en œuvre d'actions de prévention, sur l'accompagnement des victimes et enfin sur la responsabilisation et la sanction des auteurs.

Compte tenu des risques de déscolarisation d'élèves transgenres ou en questionnement quant à leur identité de genre, les personnels de l'école, du collège ou du lycée veillent également aux manifestations de mal-être ou à toute évolution à la baisse des résultats scolaires. Une mauvaise prise en compte de la transidentité d'un ou d'une élève peut en effet rapidement provoquer le développement d'une phobie scolaire et conduire à une situation de décrochage.

Comme pour l'ensemble des élèves, l'équipe éducative est également attentive à l'état de santé de ces jeunes et veille à garantir, en interne, l'accès à des consultations assurées par des professionnels de l'enfance et de l'adolescence formés à ces problématiques. Une attention particulière doit être portée à la manifestation de troubles co-occurrents (troubles anxieux, dépression, risque suicidaire, abus de substance, autoagressivité, etc.), plus fréquents chez les jeunes transgenres que dans la population générale.

La plupart du temps, les mesures d'accompagnement mises en place pour accueillir les élèves transgenres ne soulèvent pas, pour l'établissement, de contraintes ou de difficultés particulières. Elles sont d'autant plus faciles à mettre en place qu'elles ont été anticipées et que la politique d'établissement et le règlement intérieur prennent en compte de façon explicite les besoins des jeunes concernés.

3. Prévenir la transphobie : mettre en place des mesures générales et préventives
Enfin, l'accueil des élèves transgenres ou en questionnement sur leur identité de genre ne peut se dérouler dans de bonnes conditions que si chaque école, collège et lycée s'efforcent de créer un environnement bienveillant pour tous, que des élèves transgenres y soient scolarisés ou non, en ne tolérant notamment aucune injure transphobe. Cette politique de prévention de la transphobie doit s'inscrire dans une dynamique collective, transversale et dans le cadre de la lutte contre toutes les violences de genre et formes de discrimination.

Une démarche collective et partenariale
L'ensemble de cette démarche collective est porté par la direction de l'établissement. Celle-ci joue un rôle central en matière d'information des personnels (la gestion de l'information implique également, dans certaines situations, le respect de la confidentialité et de la vie privée) et de coordination de l'équipe éducative. Il lui revient de rappeler aux personnels leur responsabilité en termes d'accompagnement et de protection de ces élèves. Leur garantir un accueil respectueux implique de surcroît que les adultes d'un établissement soient sensibilisés aux questions relatives à l'identité de genre. La présence de personnels formés, en capacité d'accueillir la parole des élèves dans un cadre sécurisé et d'accompagner leur parcours individuel et, le cas échéant, leur famille, contribue

à cette démarche. Des sessions de formation sont régulièrement inscrites au plan national de formation et dans les plans académiques de formation. Au regard du contexte propre à un établissement, le chef d'établissement peut également décider d'adapter sa politique de prévention de la transphobie et d'accompagnement des jeunes transgenres en mettant en place une formation d'initiative locale.

Dans chaque académie, les personnes chargées de mission égalité filles-garçons (cf. annuaire), les observatoires des LGBT+phobies, les personnes référentes pour l'éducation à la sexualité, les personnels sociaux ou encore les équipes référentes harcèlement du rectorat, notamment dans le cadre de la généralisation du programme pHARe, sont autant de personnes-ressources qui peuvent être mobilisées. Elles peuvent être sollicitées pour des projets de formation, d'action éducative en établissement, pour identifier des partenaires associatifs locaux. Dans les collèges et les lycées, les référents et référentes égalité filles-garçons peuvent être des interlocuteurs privilégiés.

Cette politique doit nécessairement s'inscrire dans une démarche partenariale et s'appuyer sur l'ensemble des expertises disponibles (professionnels de l'enfance et de la jeunesse, pédagogues, personnels sociaux et de santé, etc.) et sur le concours des associations, agréées ou conventionnées par l'éducation nationale, qui contribuent à la sensibilisation des élèves et à la formation des personnels. Il est également opportun d'y associer les représentants de parents d'élèves.

Une politique d'établissement intégrée et transversale
L'action menée par l'établissement atteint ses objectifs si elle s'inscrit dans une politique cohérente de lutte contre toutes les violences de genre. La politique de prévention de la transphobie est ainsi d'autant plus efficace qu'elle s'articule avec la lutte contre le sexisme et contre l'homophobie, tout en conservant une attention aux spécificités liées aux violences transphobes.

Elle suppose en outre d'actionner différents leviers de la politique d'établissement :

– Prévoir les implications administratives et matérielles de l'expression de la diversité des identités de genre

Exemple : Mettre en place un processus facilitant la substitution ou l'ajout d'un prénom d'usage dans les documents qui relèvent de l'organisation interne.

– Prévenir les violences entre pairs

Exemple : Intégrer à la politique de prévention du harcèlement les spécificités des violences sexistes et LGBT+phobes, organiser des actions de sensibilisation, s'appuyer sur les projets d'éducation à la sexualité.

– Développer des actions éducatives

Exemple : Le 17 mai, journée internationale de lutte contre l'homophobie et la transphobie, est une date inscrite au calendrier des actions éducatives. Elle peut, chaque année, être l'occasion de marquer un temps fort de visibilité et de réflexion autour des questions relatives à l'orientation sexuelle et aux transidentités.

– Encourager et valoriser les pratiques de soutien entre élèves

Exemple : Soutenir les initiatives des élèves porteurs d'actions de prévention des discriminations et violences

de genre (groupes de réflexion et de parole, actions des CVC/CVL, etc.).
– Développer la prévention de la transphobie à travers les situations d'apprentissage
Exemple : Veiller à la mise en œuvre des points de programme portant sur la transphobie.

4. Des ressources
Des outils et ressources relatives à la prévention de l'homophobie et de la transphobie et à l'accompagnement des élèves LGBT+ sont disponibles sur le site Éduscol, sur l'espace dédié « Prévention des LGBTphobies » : https://eduscol.education.fr/1590/prevention-des-lgbtphobies?menu_id=1956 Le ministre de l'Éducation nationale, de la Jeunesse et des Sports, Jean-Michel Blanquer.

---

[1] L'acronyme « LGBT » désigne les personnes « lesbiennes, gays, bi, trans ». Le signe + est ajouté pour inclure l'ensemble des personnes dont l'orientation sexuelle et/ou l'identité de genre s'écartent de la norme dominante.

[2] Une personne transgenre, transidentitaire ou trans est une personne qui ne s'identifie pas au genre de sa naissance. Cela englobe toute personne ayant fait ou souhaitant faire le choix d'une transition, qu'elle soit sociale, administrative, légale ou médicale.

[3] Cf. articles 225-1 et 132-77 du Code pénal, respectivement relatifs aux discriminations et à la circonstance aggravante des crimes et délits.

[4] En revanche, les mineurs ne peuvent pas changer la mention de leur sexe à l'état civil avec les procédures de l'article 60 du Code civil.

[5] L'élève majeur ou mineur émancipé peut décider seul des modifications administratives le concernant.

[6] Dans sa recommandation générale de juin 2020 sur les droits des personnes transgenres, le Défenseur des droits, notamment saisi par un lycéen transgenre qui se heurtait au refus de l'équipe enseignante de prendre en compte son identité de genre, a estimé que « tout agissement lié à l'identité de genre subi par une personne [...] et ayant pour objet ou pour effet de porter atteinte à sa dignité ou de créer un environnement intimidant, hostile, dégradant, humiliant ou offensant » caractérise une discrimination prohibée au sens de la loi du 27 mai 2008.

[7] Les applications de gestion de la scolarité seront adaptées progressivement pour permettre ces évolutions.

[8] L'enquête de climat scolaire menée par la Depp auprès de lycéennes et lycéens en 2017-2018 a mis en évidence la prévalence de violences homophobes. L'enquête sur la santé des personnes LGBT, dirigée par A. Alessandrin et J. Dagorn, dont les résultats ont été publiés en 2020, a quant à elle établi que 72 % des jeunes trans et/ou non binaires qualifient leur expérience scolaire de « mauvaise » ou « très mauvaise ». L'enquête réalisée en 2018 par G. Richard pour le MAG Jeunes LGBT, avec le soutien de l'Unesco, a par ailleurs montré que les deux tiers des jeunes trans rapportent avoir été ciblés par des violences verbales de la part de leurs pairs à l'école et environ le cinquième, par des violences physiques[361].

---

361. Source : Education.gouv.fr

Table des matières

www.ingramcontent.com/pod-product-compliance
Lightning Source LLC
LaVergne TN
LVHW010429230826
846092LV00009BA/1098
* 9 7 9 1 0 3 0 2 0 5 0 0 8 *